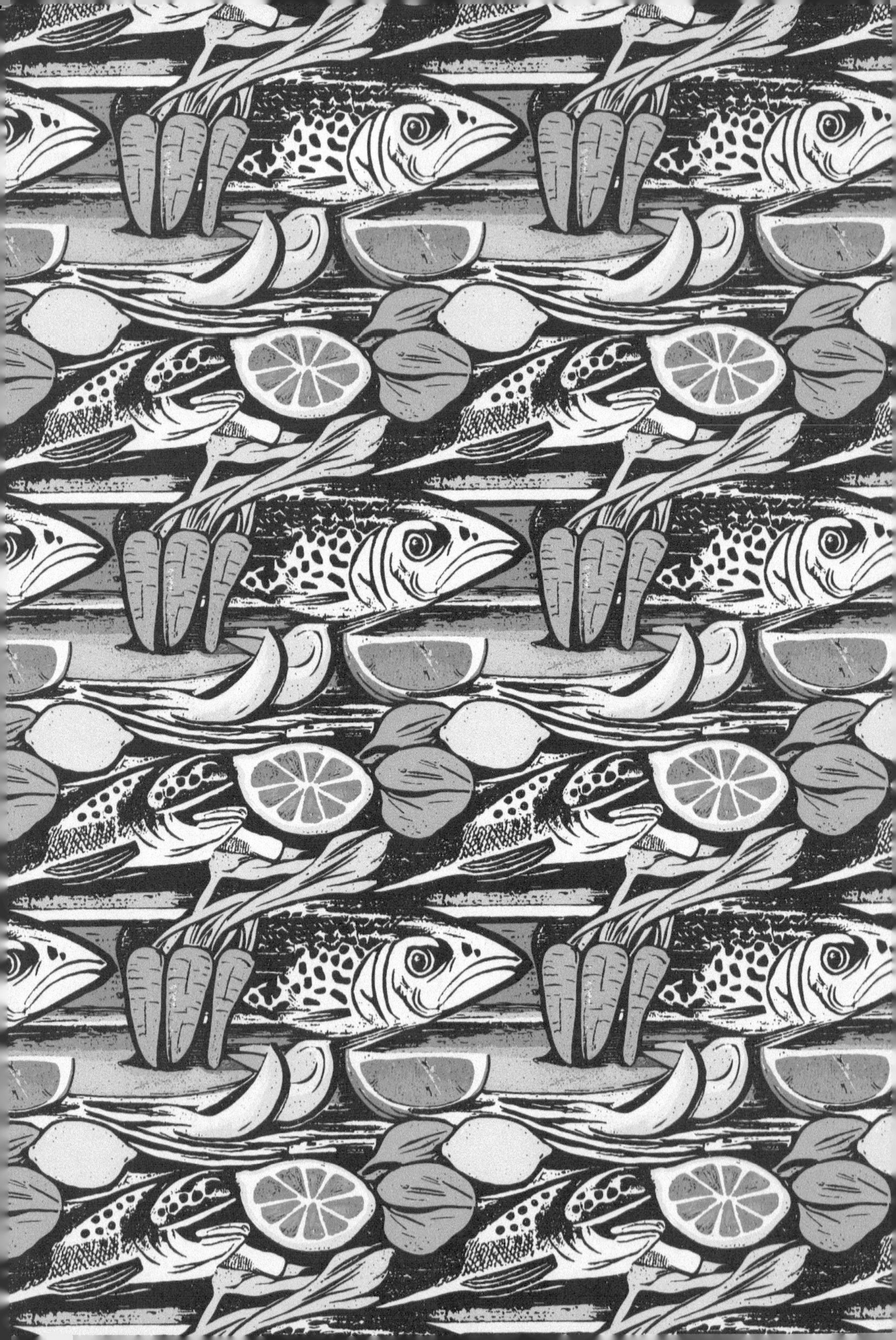

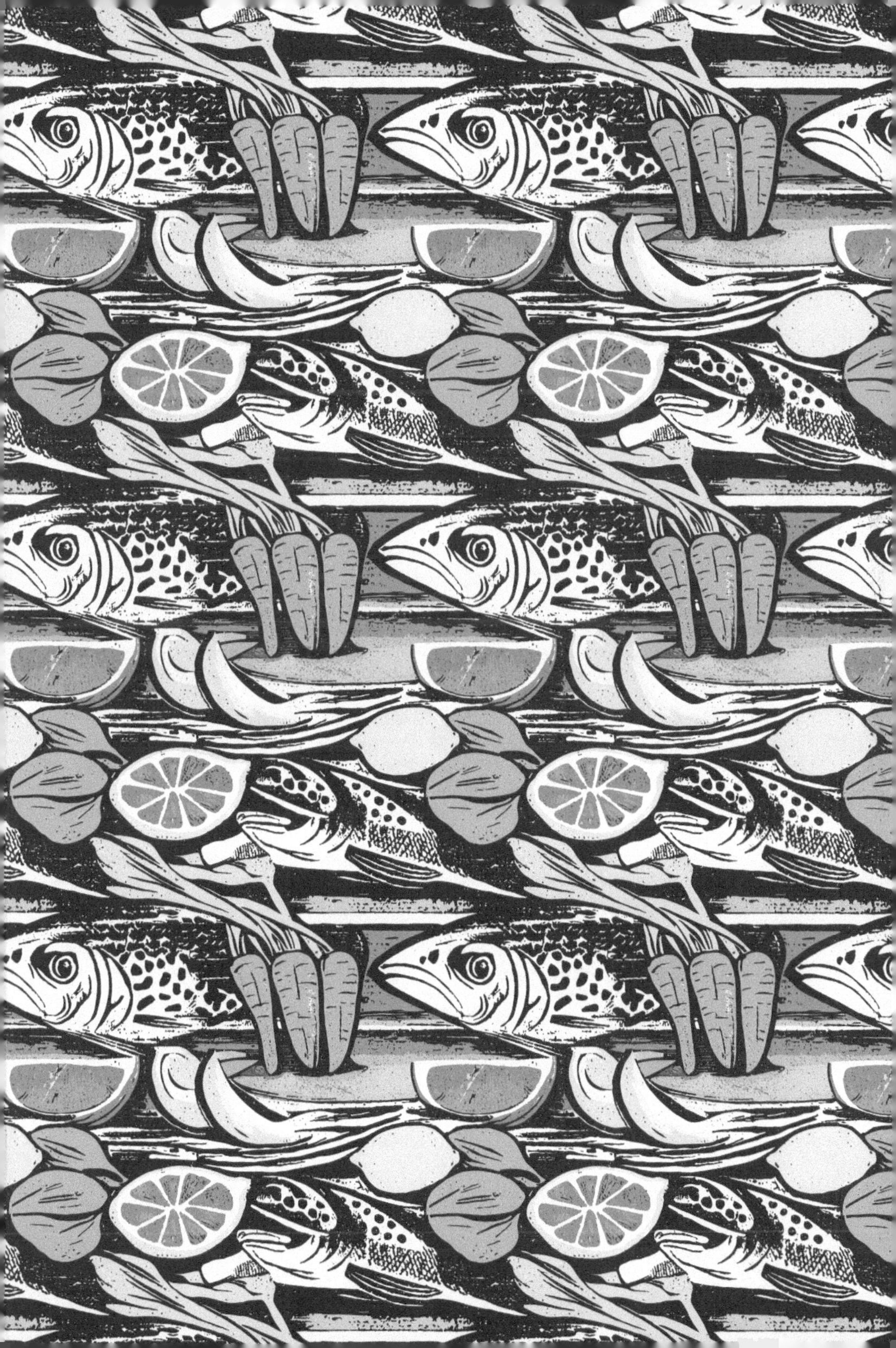

Mentions légales

Saage Media GmbH
c/o SpinLab – The HHL Accelerator
Spinnereistraße 7
04179 Leipzig, Germany
E-Mail: contact@SaageMedia.com
Web: www.SaageMedia.com
Commercial Register: Local Court Leipzig, HRB 42755 (Handelsregister: Amtsgericht Leipzig, HRB 42755)
Managing Director: Rico Saage (Geschäftsführer)
VAT ID Number: DE369527893 (USt-IdNr.)

Éditeur: Saage Media GmbH
Publication: 02.2025
Conception de la couverture: Saage Media GmbH
ISBN Broché (fr): 978-3-384-52216-0
ISBN Ebook (fr): 978-3-384-52217-7

Mentions légales / Avis

Ce livre a été traduit de l'allemand. Des écarts par rapport à l'original ou des erreurs de traduction ne peuvent être totalement exclus. Toutes les sources citées dans le livre sont disponibles en anglais. Nous déclinons toute responsabilité pour d'éventuelles inexactitudes ou malentendus de contenu résultant de la traduction.
Les données des diagrammes qui ne sont pas explicitement marquées d'une source ne sont pas basées sur des études mais sont des hypothèses non contraignantes pour une meilleure visualisation.
Ce livre a été créé à l'aide de l'Intelligence Artificielle (IA) et d'autres outils. Entre autres, des outils ont été utilisés pour la recherche, l'écriture/édition et la génération d'illustrations décoratives. Malgré les vérifications, des erreurs ne peuvent être totalement exclues. Nous tenons à souligner que l'utilisation de l'IA sert d'outil de support pour offrir à nos lecteurs une expérience de lecture de haute qualité et inspirante.

Les références et citations contenues dans ce livre ont été soigneusement recherchées et reproduites dans leur sens. L'interprétation et la présentation du contenu cité reflètent la compréhension de l'auteur et ne correspondent pas nécessairement à l'intention ou à l'opinion des auteurs originaux. Pour les citations paraphrasées, les déclarations principales des sources originales ont été intégrées dans le contexte de cet ouvrage au mieux des connaissances et des convictions, mais peuvent s'écarter des formulations originales et des nuances de sens en raison du transfert et de la simplification. Toutes les sources utilisées sont entièrement répertoriées dans la bibliographie et peuvent y être lues dans l'original. La responsabilité de l'interprétation et de l'intégration contextuelle du contenu cité incombe à l'auteur de ce livre. Pour les questions scientifiques et les informations détaillées, il est recommandé de consulter les sources originales. L'auteur s'est efforcé de présenter des sujets scientifiques complexes de manière généralement compréhensible. Des simplifications et des généralisations ne peuvent être exclues. Aucune garantie ne peut être donnée quant à l'exactitude technique et l'exhaustivité des présentations simplifiées. La reproduction paraphrasée des citations et des découvertes scientifiques est effectuée consciencieusement conformément à la loi sur les citations selon § 51 UrhG et à toutes les dispositions pertinentes sur le droit d'auteur d'autres pays. Lors de la simplification, du transfert et éventuellement de la traduction de contenu scientifique dans un langage généralement compréhensible, des nuances de sens et des détails techniques peuvent être perdus. L'auteur ne revendique aucun droit sur les œuvres citées et respecte tous les droits d'auteur des auteurs originaux. Si une utilisation non autorisée est détectée, l'auteur demande d'en être informé pour prendre les mesures appropriées. À des fins académiques et lors de l'utilisation comme référence scientifique, il est expressément recommandé de se référer aux sources originales. La présentation simplifiée sert exclusivement à l'information scientifique populaire.

Le programme de métabolisme présenté dans ce livre, ainsi que les recommandations nutritionnelles et d'exercice qui l'accompagnent, reposent sur des recherches approfondies et des expériences pratiques. Néanmoins, ni l'exhaustivité ni l'absence d'erreurs des informations ne peuvent être garanties. Le programme de métabolisme décrit n'est pas destiné à remplacer un conseil ou un traitement médical professionnel. Avant de commencer le programme, vous devriez faire vérifier votre état de santé par un médecin, surtout si vous souffrez de maladies préexistantes, prenez des médicaments ou êtes enceinte. La mise en œuvre des recommandations nutritionnelles et du programme d'exercice se fait sous votre propre responsabilité. Aucune responsabilité n'est acceptée pour d'éventuels dommages à la santé ou effets indésirables résultant de l'application des méthodes décrites. L'alimentation cétogène peut être contre-indiquée pour certains groupes de personnes. En cas de doute, veuillez consulter un nutritionniste ou un médecin qui pourra vous conseiller individuellement en fonction de votre situation personnelle. Toutes les informations concernant les valeurs nutritionnelles, les quantités de calories et les unités d'exercice sont des valeurs indicatives et peuvent nécessiter des ajustements en fonction de la constitution individuelle. Les connaissances scientifiques dans le domaine de la nutrition et du métabolisme évoluent constamment, de sorte que certaines informations au moment de la lecture peuvent ne plus correspondre à l'état le plus récent. Les marques et noms de produits mentionnés dans le livre peuvent être des marques déposées ou des marques commerciales de leurs propriétaires respectifs. Les sources utilisées sont listées en annexe.

Bendis Saage

Cure Métabolique Sans HCG: Guide Complet du Métabolisme Naturel

Découvrez les secrets d'une transformation métabolique en 30 jours avec un programme d'alimentation et d'exercices pour optimiser votre métabolisme

62 Sources
42 Diagrammes
42 Images
7 Illustrations

Chers lecteurs,

nous vous remercions sincèrement d'avoir choisi ce livre. Par votre choix, vous nous avez non seulement accordé votre confiance, mais aussi une partie de votre précieux temps. Nous en sommes très reconnaissants.

Souhaitez-vous optimiser votre métabolisme de manière naturelle tout en perdant du poids de façon durable ? Ce livre présente une méthode scientifiquement fondée pour l'optimisation du métabolisme - sans hormones artificielles. Le programme de 30 jours combine une alimentation cétogène avec un programme d'exercices équilibré, tout en tenant compte des mécanismes de régulation naturels du corps. Vous recevrez un plan structuré avec des recommandations alimentaires pratiques et des exercices efficaces pour activer votre métabolisme. Le concept explique de manière claire les relations biologiques et montre comment résoudre les blocages métaboliques et améliorer votre flexibilité métabolique. Grâce à la combinaison d'une alimentation cétogène, d'un exercice ciblé et d'un réinitialisation du métabolisme, vous atteindrez une transformation durable de votre équilibre énergétique. Commencez dès maintenant avec ce guide pratique vers une vie plus saine avec un métabolisme fonctionnant de manière optimale.

Ce guide vous fournit des informations faciles à comprendre et pratiques sur un sujet complexe. Grâce à des outils numériques développés en interne qui utilisent également des réseaux neuronaux, nous avons pu mener des recherches approfondies. Le contenu a été structuré de manière optimale et développé jusqu'à la version finale pour vous fournir une vue d'ensemble bien fondée et facilement accessible. Le résultat : vous obtenez une vision complète et bénéficiez d'explications claires et d'exemples illustratifs. La conception visuelle a également été optimisée grâce à cette méthode avancée afin que vous puissiez rapidement saisir et utiliser les informations.

Nous nous efforçons d'atteindre la plus grande précision, mais nous sommes reconnaissants pour toute indication d'erreurs possibles. Visitez notre site web pour trouver les dernières corrections et ajouts à ce livre. Ceux-ci seront également intégrés dans les éditions futures.

Nous espérons que vous apprécierez la lecture et découvrirez de nouvelles choses ! Si vous avez des suggestions, des critiques ou des questions, nous attendons vos commentaires. Ce n'est que par un échange actif avec vous, les lecteurs, que les futures éditions et œuvres pourront devenir encore meilleures. Restez curieux !

Bendis Saage

Saage Media GmbH - Équipe

- www.SaageBooks.com/fr
- support@saagemedia.com
- Spinnereistraße 7 - c/o SpinLab – The HHL Accelerator, 04179 Leipzig, Germany

Accès rapide aux connaissances

Pour garantir une expérience de lecture optimale, nous souhaitons vous familiariser avec les principales caractéristiques de ce livre :

- **Structure Modulaire :** Chaque chapitre est autonome et peut être lu indépendamment des autres.
- **Recherche Approfondie :** Tous les chapitres sont basés sur une recherche approfondie et sont étayés par des références scientifiques. Les données présentées dans les diagrammes servent à une meilleure visualisation et sont basées sur des hypothèses, non sur les données fournies dans les sources. Une liste complète des sources et des crédits d'images se trouve en annexe.
- **Terminologie Claire :** Les termes techniques soulignés sont expliqués dans le glossaire.
- **Résumés des Chapitres :** À la fin de chaque chapitre, vous trouverez des résumés concis qui vous donnent un aperçu des points clés.
- **Recommandations Concrètes :** Chaque sous-chapitre se termine par une liste de conseils spécifiques pour vous aider à mettre en pratique ce que vous avez appris.

Matériel bonus supplémentaire sur notre site web

Sur notre site web, nous prévoyons de mettre à votre disposition les documents exclusifs suivants :

- Contenu bonus et chapitres supplémentaires
- Un résumé global compact
- Une version dramatique audio. (En cours de planification)

Le site web est actuellement en construction.

www.SaageBooks.com/fr/
cure_metabolique_sans_hcg-bonus-QFSKXT

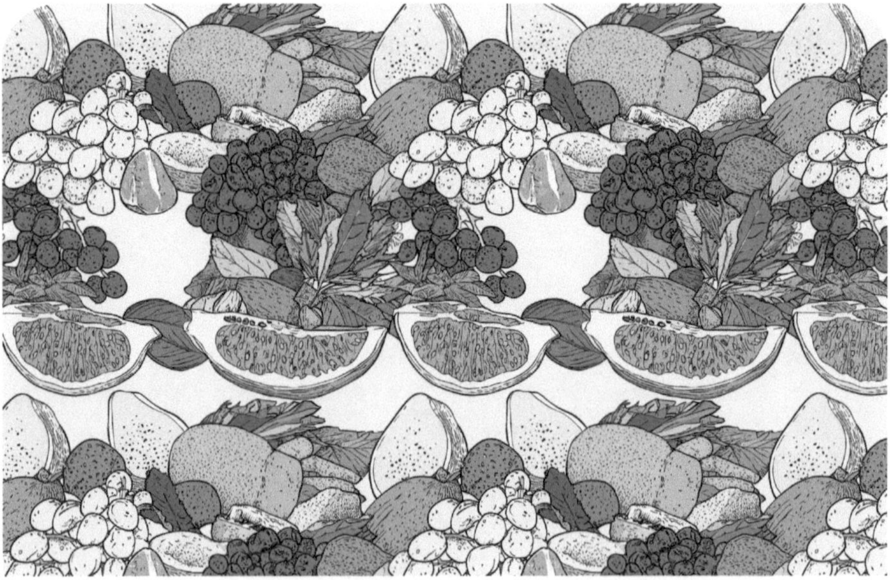

Table des matières

1. Bases du métabolisme

Pourquoi certaines personnes ne perdent-elles pas de poids malgré un régime, tandis que d'autres semblent réduire leur poids sans effort ? Le métabolisme humain suit des règles complexes qui vont bien au-delà de simples calculs de calories. Un programme de métabolisme ciblé peut activer ces processus naturels et mettre le corps en mode optimal de combustion des graisses. Les 30 jours suivants vont réajuster durablement votre métabolisme - sans hormones artificielles ni préparations à risque. Découvrez comment votre corps peut utiliser efficacement ses propres réserves de graisse.

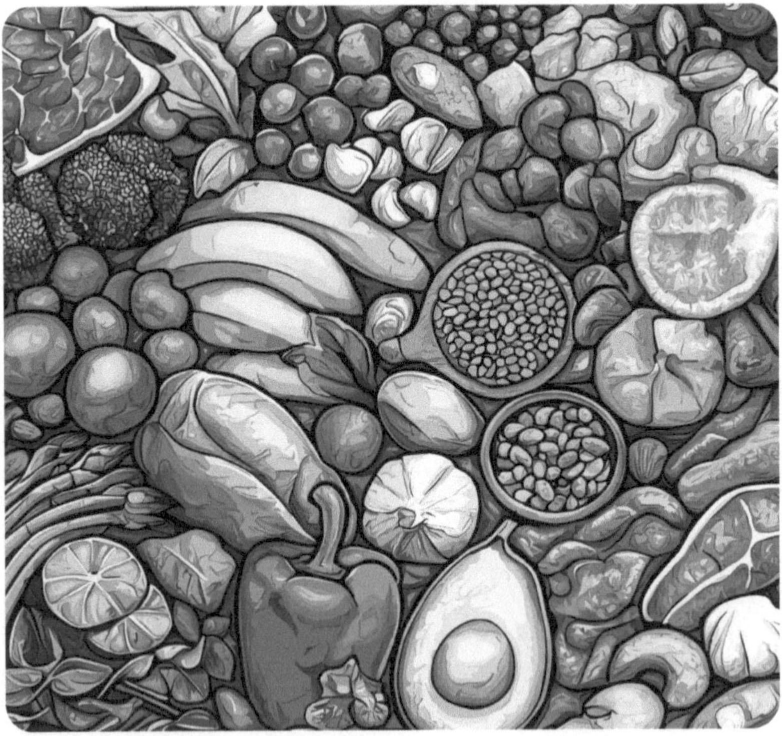

1. 1 Avantages sans hormones

Un métabolisme optimisé est la base d'une gestion du poids durable et du bien-être. Au lieu de recourir aux hormones, ce programme de métabolisme utilise des mécanismes naturels du corps, tels que la stimulation de l'hormone de croissance et l'optimisation de la fonction thyroïdienne. Il explore les avantages de la restriction calorique, du jeûne intermittent et d'une alimentation riche en fibres – des stratégies qui non seulement activent la combustion des graisses, mais améliorent également la sensibilité à l'insuline et la santé intestinale. Cette approche naturelle évite les risques des interventions hormonales et favorise des changements positifs à long terme. Découvrez dès maintenant comment optimiser votre métabolisme sans hormones et renforcer durablement votre santé.

Un programme de métabolisme réussi repose sur l'activation des mécanismes de régulation naturels du corps par des méthodes naturelles telles que la restriction calorique, le jeûne intermittent et une alimentation riche en fibres, plutôt que de recourir à des hormones externes.

Optimisation naturelle du métabolisme

Un métabolisme optimisé est la clé d'une gestion durable du poids et d'un bien-être général. Au lieu de recourir à des hormones externes, l'optimisation naturelle du métabolisme se concentre sur les processus corporels. Un moyen consiste à influencer l'hormone de croissance. Hormones libérant l'hormone de croissance, des messagers naturels du corps, peuvent stimuler la sécrétion pulsatile de l'hormone de croissance. Cela peut avoir un effet positif sur la composition corporelle et le métabolisme, en réduisant la graisse viscérale et en améliorant les niveaux de lipides sanguins, sans affecter négativement la sensibilité à l'insuline [s1]. Ces effets positifs sur le risque cardiovasculaire semblent indépendants de la masse grasse totale et pourraient être médiés par une réduction des marqueurs de risque [s1]. Un autre aspect important est la thyroïde. Les hormones thyroïdiennes influencent fortement le métabolisme, mais un surdosage présente des risques pour la santé du métabolisme et du cœur [s2]. Une alimentation équilibrée et des méthodes naturelles sont donc préférables à la manipulation hormonale [s2]. Le jeûne intermittent (JI) offre une autre approche. Le JI bascule le métabolisme de la combustion du glucose à celle des graisses et des cétones, une fois que les réserves de glycogène sont épuisées après 12 à 36 heures [s3]. Ce « commutateur

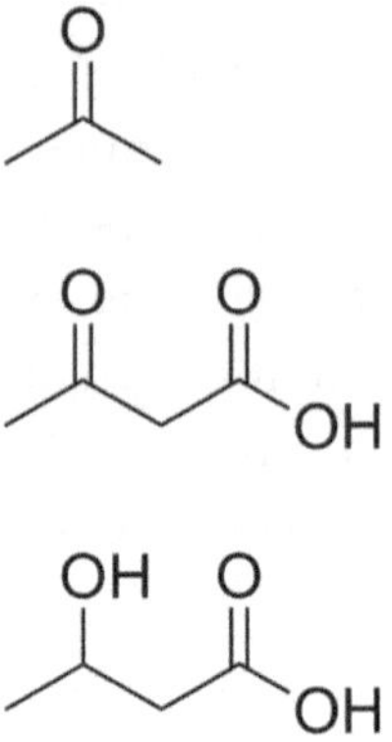

Cétone [i1]

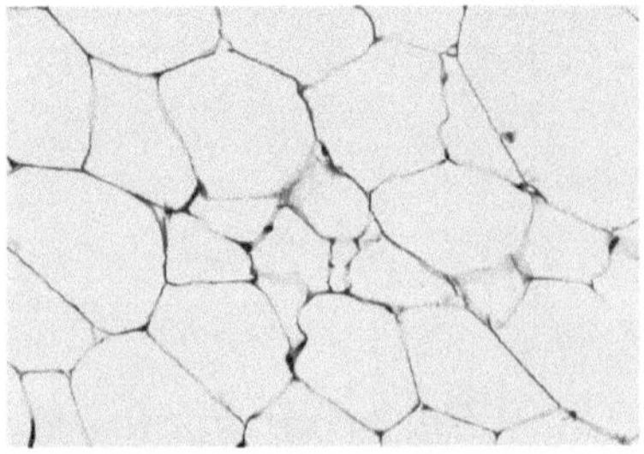

Graisse viscérale [i2]

métabolique » fait des cétones la principale source d'énergie pour le cerveau et le corps, préserve la masse musculaire et peut améliorer la mobilisation des graisses et la sensibilité à l'insuline chez les personnes en surpoids [s3]. De plus, le JI a des effets anti-inflammatoires, peut réduire le risque de maladies métaboliques, améliorer la pression artérielle et les niveaux de cholestérol, et même avoir des effets neuroprotecteurs [s3]. Ceux qui commencent le JI pourraient, par exemple, limiter leur apport alimentaire à une fenêtre de huit heures deux jours par semaine et manger normalement les autres jours.

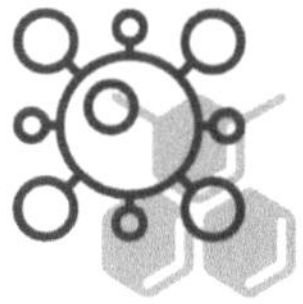

Bon à savoir

Effets neuroprotecteurs

Mécanismes de protection qui préservent les cellules nerveuses des dommages. Dans le cadre d'un programme de métabolisme sans HCG, le jeûne intermittent peut avoir des effets neuroprotecteurs potentiels et favoriser la santé du cerveau

Hormones libérant l'hormone de croissance

Messagers naturels du corps qui stimulent la libération de l'hormone de croissance. Dans le cadre d'un programme de métabolisme sans HCG, ces hormones peuvent être influencées naturellement par des modèles alimentaires et d'exercice adaptés pour améliorer le métabolisme et favoriser la combustion des graisses, sans avoir recours à des hormones synthétiques.

Jeûne intermittent (JI)

Une forme d'alimentation où des phases de repas alternent avec des phases de jeûne. Dans le contexte d'un programme de métabolisme sans HCG, le JI peut ajuster le métabolisme à la combustion des graisses et améliorer la sensibilité à l'insuline, sans avoir besoin de recourir à des hormones.

Activation du métabolisme

Comparaison : Méthodes naturelles vs. hormonales

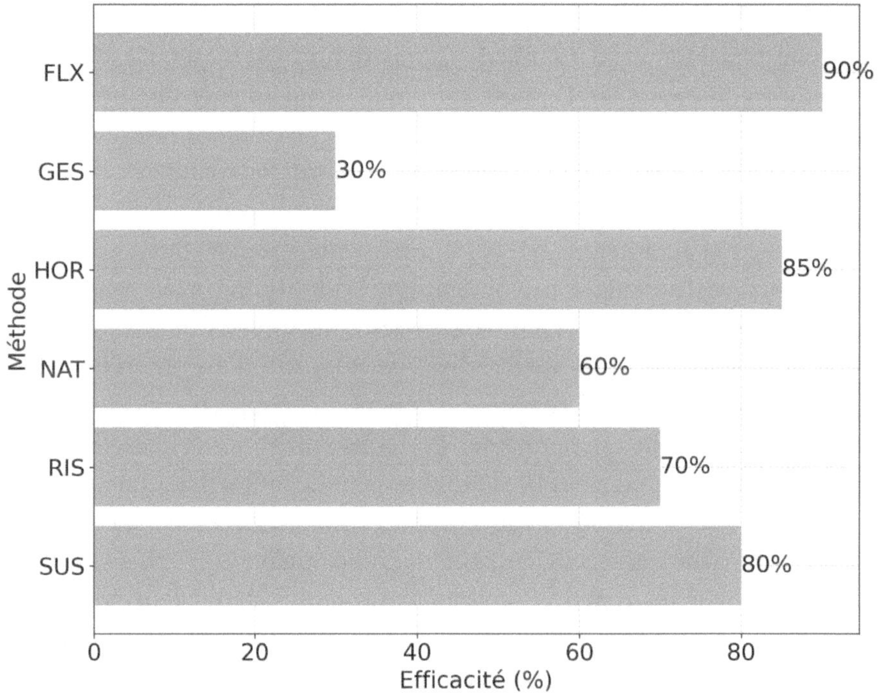

FLX: Flexibilité
GES: Vitesse
HOR: Méthode hormonale
NAT: Optimisation naturelle
RIS: Risque
SUS: Durabilité

L'optimisation naturelle du métabolisme est nettement meilleure que l'approche hormonale dans des domaines tels que la durabilité, le risque et la flexibilité. Les méthodes hormonales montrent une perte de poids plus rapide, mais avec des effets secondaires potentiels et un effet à long terme limité.

Mécanismes de régulation du corps

Le corps humain dispose de mécanismes complexes d'auto-régulation du métabolisme, qui vont bien au-delà de la simple considération des hormones individuelles. Ces mécanismes de régulation interagissent et réagissent de manière dynamique à divers facteurs tels que l'apport alimentaire, l'activité physique et le sommeil. La restriction calorique, c'est-à-dire la réduction consciente de l'apport calorique, a un impact durable sur ces processus [s4]. Elle influence non seulement la composition corporelle, mais module également la sécrétion d'insuline, l'activité des hormones thyroïdiennes et l'efficacité des mitochondries, les centrales énergétiques des cellules. Fait intéressant, ces ajustements restent souvent en place même lorsque le poids est maintenu après un régime. Une sensibilité à l'insuline améliorée peut ainsi contribuer à un niveau de sucre dans le sang plus stable à long terme. La thyroïde, qui joue un rôle central dans le métabolisme, réagit également à l'apport calorique. Ses hormones régulent notamment la consommation d'énergie et la température corporelle. L'efficacité énergétique mitochondriale, quant à elle, détermine à quel point le corps extrait efficacement l'énergie des nutriments. Une efficacité accrue signifie qu'il y a plus d'énergie disponible pour les fonctions cellulaires et moins de chaleur perdue. En plus de la restriction calorique, le jeûne intermittent (JI) offre des possibilités d'influencer positivement les mécanismes de régulation du corps [s5]. Le JI affecte non seulement le métabolisme en stimulant la combustion des graisses, mais influence également l'horloge interne du corps, le rythme circadien. Un rythme circadien stable est important pour de nombreux processus métaboliques, la production d'hormones et le cycle veille-sommeil. Ceux qui soutiennent leur rythme circadien par des horaires de sommeil et de repas réguliers peuvent ainsi optimiser leur métabolisme. Un autre effet positif du JI se manifeste dans l'intestin : la composition de la flore intestinale, également appelée microbiote, change. Une flore intestinale saine est essentielle pour la digestion, l'absorption des nutriments et le système immunitaire, et elle joue également un rôle dans la régulation du métabolisme. Les bactéries de l'intestin produisent des acides gras à chaîne courte, qui peuvent avoir des effets positifs sur le métabolisme et la santé. En réduisant les heures de repas quotidiennes, le JI peut également diminuer l'apport énergétique total et ainsi réduire le risque de surpoids. En plus de la restriction calorique et du JI, l'apport en fibres joue un rôle important pour un métabolisme sain [s6]. Les fibres, qui se trouvent principalement dans les aliments d'origine végétale, favorisent également une flore intestinale saine et contribuent à améliorer la sensibilité à l'insuline. Ainsi, un régime riche en fibres, comprenant par exemple des produits céréaliers complets, des légumes et des fruits, peut réduire le risque de diabète de type 2. La fermentation des fibres dans l'intestin produit des acides gras à chaîne courte (AGCC), qui peuvent avoir des effets positifs sur la santé. Un apport élevé en fibres dans l'alimentation est associé à une réduction des inflammations et à un risque moindre de maladies chroniques. Les fibres peuvent améliorer la motilité intestinale et prévenir la constipation, ce qui contribue également à la santé générale. Grâce à l'interaction de ces différents mécanismes de régulation, le corps peut gérer efficacement son métabolisme et s'adapter à des conditions changeantes. Une alimentation équilibrée, une activité physique régulière et un sommeil suffisant sont des facteurs importants pour soutenir ces processus corporels de manière optimale et promouvoir la santé à long terme.

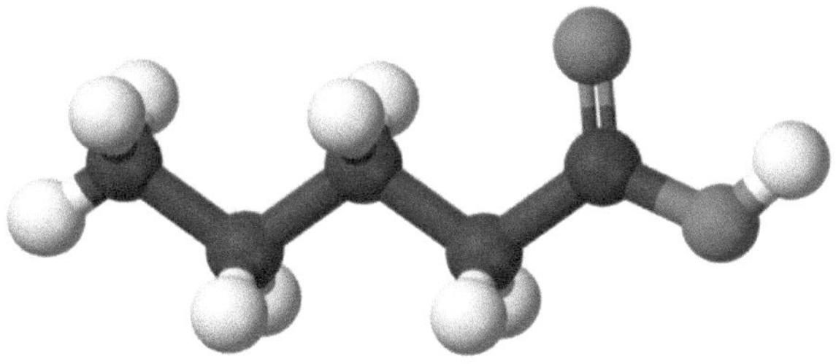

Acides gras à chaîne courte [i3]

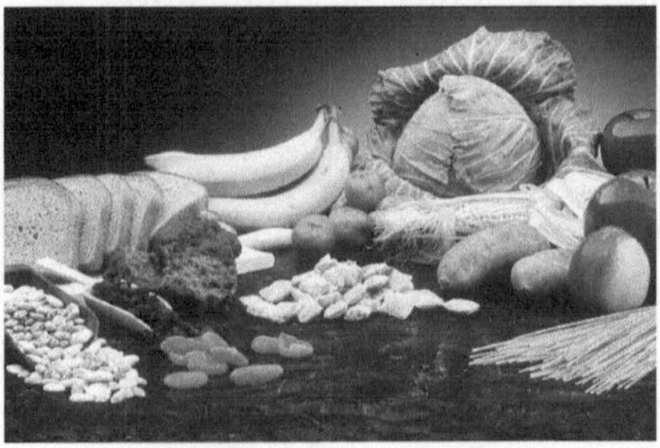

Fibres alimentaires [i4]

Bon à savoir

Acides gras à chaîne courte (AGCC)

Les acides gras à chaîne courte, qui résultent de la fermentation des fibres dans l'intestin, ont des effets positifs sur le métabolisme et la santé intestinale. Un programme métabolique sans HCG peut stimuler la production de ces acides gras.

Jeûne intermittent (JI)

Le jeûne intermittent est un modèle alimentaire où des phases de repas alternent avec des phases de jeûne. Il peut stimuler le métabolisme, favoriser la combustion des graisses et améliorer la sensibilité à l'insuline, sans avoir recours aux hormones.

Restriction calorique

Une réduction de l'apport calorique peut avoir un impact positif sur le métabolisme en favorisant la combustion des graisses et en augmentant le métabolisme de base. Cela peut entraîner une perte de poids sans avoir besoin d'utiliser des hormones.

Sécrétion d'insuline

La sécrétion d'insuline, régulée par le pancréas, joue un rôle important dans le contrôle du taux de sucre dans le sang. Un programme métabolique sans HCG peut améliorer la sensibilité à l'insuline et optimiser la production naturelle d'insuline.

Mécanismes de régulation du corps

Répartition des systèmes de régulation internes.

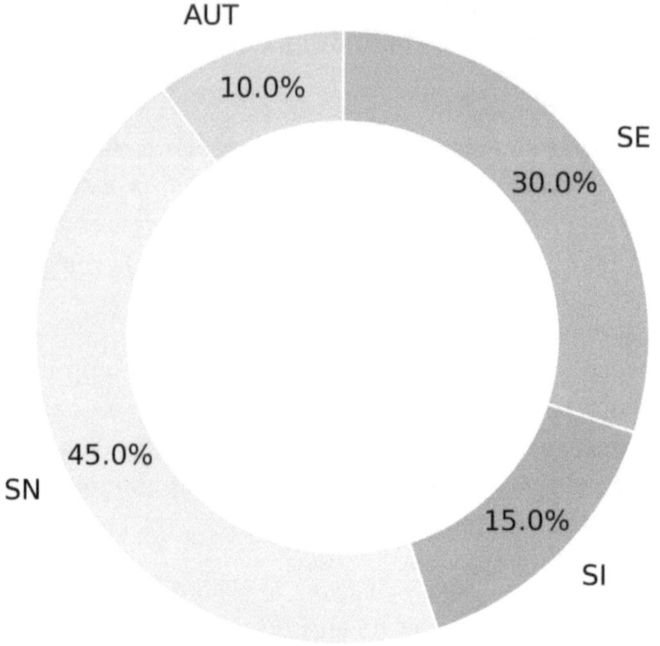

AUT: Autres régulateurs (par exemple, le microbiome intestinal)

SE: Système endocrinien

SI: Système immunitaire

SN: Système nerveux

La visualisation souligne l'interconnexion des systèmes de régulation du corps. Alors que le système nerveux joue un rôle dominant dans les réponses rapides, les systèmes endocrinien et immunitaire contribuent de manière significative à la régulation métabolique globale, démontrant l'importance d'une approche holistique de la santé métabolique.

Adaptation métabolique durable

Les adaptations métaboliques durables visent à optimiser le métabolisme à long terme et non seulement à obtenir des succès à court terme. Un aspect important est l'évitement de l'effet yo-yo, qui survient souvent après des régimes. Au lieu d'une perte de poids rapide par des mesures radicales, il s'agit d'établir des habitudes saines qui influencent positivement le métabolisme de manière durable. Les avantages mentionnés dans le chapitre précédent du intermittierendem_fasten_if contribuent de manière significative à ce changement durable. Ainsi, le passage induit par le JI à la combustion des graisses et des cétones – le soi-disant interrupteur métabolique – peut non seulement soutenir la réduction du poids, mais aussi optimiser les fonctions physiologiques et même ralentir les processus de vieillissement [s7]. Un autre avantage du JI est la promotion de la construction ou du maintien musculaire, ce qui augmente le métabolisme de base et facilite ainsi le contrôle du poids à long terme [s7]. Par exemple, ceux qui s'entraînent en force trois fois par semaine et pratiquent également le JI peuvent bénéficier de cet effet synergique. De plus, le changement de métabolisme a également un impact positif sur la sensibilité à l'insuline, ce qui réduit le risque de maladies métaboliques telles que le diabète de type 2. Une adaptation métabolique durable implique donc non seulement le contrôle du poids, mais aussi l'amélioration de la santé générale et du bien-être.

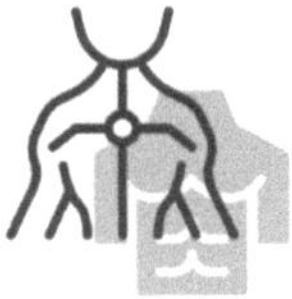

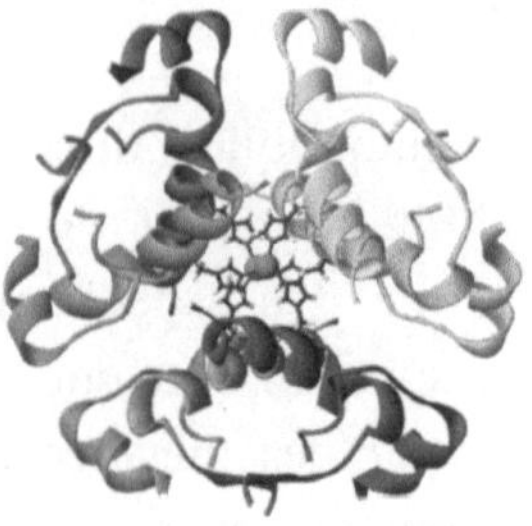

Insuline [i5]

Bon à savoir

Effet yo-yo

L'effet yo-yo décrit le phénomène de perte et de reprise de poids répétées, souvent après l'arrêt d'un régime restrictif, et peut être évité par un programme métabolique sans HCG, car il vise des changements durables.

Interrupteur métabolique

L'interrupteur métabolique désigne le passage du corps de la combustion du glucose (sucre) comme principale source d'énergie à la combustion des graisses et des cétones. Un programme métabolique sans HCG peut activer cet interrupteur et ainsi favoriser la combustion des graisses.

Sensibilité à l'insuline

La sensibilité à l'insuline fait référence à la capacité du corps à réagir à l'hormone insuline, qui régule la glycémie. Un programme métabolique sans HCG peut améliorer la sensibilité à l'insuline et ainsi réduire le risque de maladies métaboliques telles que le diabète de type 2.

Adaptation métabolique au fil du temps

Illustre les changements métaboliques au cours d'un régime sans HCG.

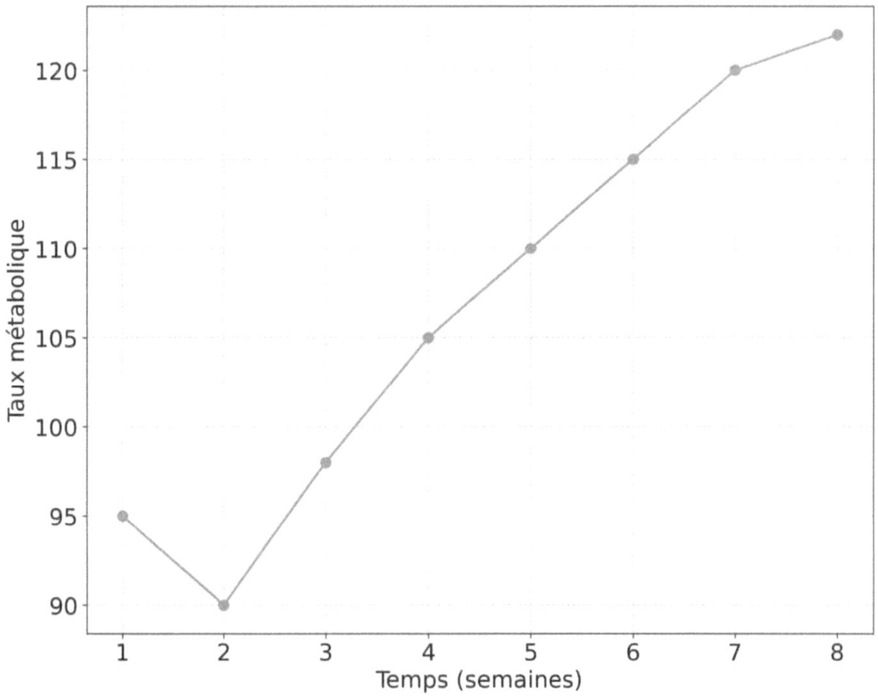

Ce graphique montre une amélioration constante de la fonction métabolique au cours de la période observée. La baisse initiale suggère une phase d'ajustement, suivie de progrès constants, indiquant une adaptation réussie aux changements alimentaires. Cette amélioration soutenue suggère des avantages à long terme sans l'utilisation d'hormones.

Conseils concrets

- Intégrez de courtes séances d'exercice intensif dans votre quotidien, comme monter des escaliers ou faire des sprints courts, pour stimuler la production d'hormones de croissance.
- Buvez suffisamment d'eau, en particulier avant les repas, pour augmenter la sensation de satiété et soutenir les processus métaboliques.
- Variez vos aliments pour absorber une large gamme de nutriments et maintenir une flore intestinale diversifiée.
- Veillez à avoir des horaires de sommeil réguliers et une durée de sommeil suffisante pour stabiliser le rythme circadien et optimiser la production hormonale.
- Privilégiez les aliments riches en fibres, comme les graines de lin ou les graines de chia, que vous pouvez incorporer dans des yaourts ou des smoothies, pour favoriser la digestion et le métabolisme.
- Intégrez des techniques de relaxation telles que le yoga ou la méditation dans votre quotidien pour réduire le stress et soutenir l'équilibre hormonal.
- Savourez vos repas de manière consciente et lente pour mieux percevoir les signaux de satiété de votre corps et éviter les fringales.
- Expérimentez différentes méthodes de jeûne pour trouver celle qui vous convient le mieux et stimuler vos processus métaboliques.
- Passez du temps dans la nature pour stimuler votre production de vitamine D, essentielle pour le métabolisme et le système immunitaire.

1. 2 Comprendre le métabolisme

Un métabolisme fonctionnel est essentiel pour la santé et le bien-être. Il régule non seulement la production d'énergie et la construction des structures corporelles, mais influence également des fonctions cellulaires spécifiques et la défense immunitaire. Des perturbations dans le métabolisme peuvent conduire à des maladies graves telles que le syndrome métabolique ou des problèmes cardiovasculaires. La régulation naturelle du métabolisme est un jeu complexe d'hormones, d'enzymes et de voies de signalisation. Les hormones thyroïdiennes et des mécanismes comme le changement métabolique lors du jeûne jouent un rôle décisif. Comprendre ces processus est la clé d'une cure métabolique réussie. Découvrez dans le chapitre suivant comment vous pouvez soutenir votre métabolisme de manière optimale et activer votre combustion naturelle des graisses.

Les processus métaboliques ne sont pas seulement responsables de la production d'énergie, mais influencent également des fonctions cellulaires spécifiques, telles que les réactions immunitaires, la croissance et la différenciation cellulaire.

Processus métaboliques biologiques

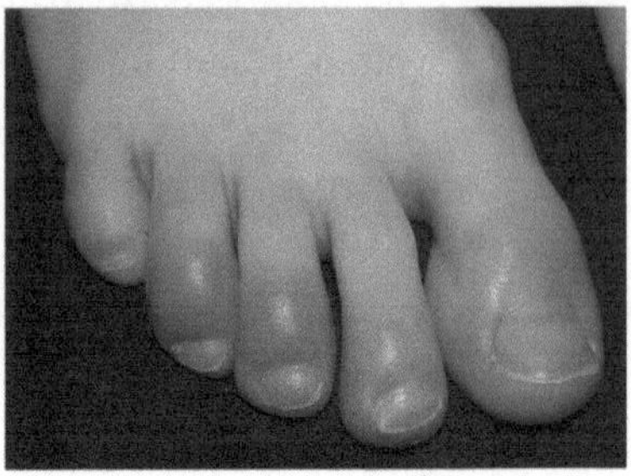

inflammation [i6]

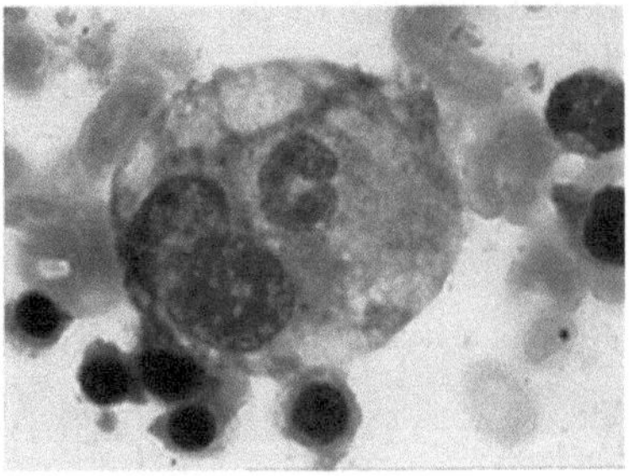

Macrophage [i7]

Les processus métaboliques biologiques sont des opérations dynamiques qui maintiennent l'organisme en vie. Ils comprennent la synthèse et la dégradation des substances (Anabolisme et Catabolisme) pour la production d'énergie, la construction de structures corporelles et le maintien des fonctions vitales [s8]. Différents chemins métaboliques jouent un rôle, comme la glycolyse – qui décompose le glucose – et la phosphorylation oxydative, qui produit de l'énergie dans les mitochondries [s8]. Fait intéressant, les cellules cancéreuses, même en présence d'oxygène suffisant, utilisent de plus en plus la glycolyse (effet Warburg) [s8]. Cette activité métabolique modifiée entraîne une acidification de l'environnement tumoral, ce qui favorise la croissance tumorale [s8]. De manière similaire à la glycolyse dans les cellules cancéreuses, certaines cellules immunitaires, les macrophages de type M1, s'appuient également sur ce chemin métabolique pour remplir leurs fonctions pro-inflammatoires [s9]. En revanche, les macrophages M2, impliqués dans la réparation des tissus, utilisent la phosphorylation oxydative [s9]. Ces exemples montrent comment les processus métaboliques non seulement régulent la fourniture d'énergie, mais influencent également des fonctions cellulaires spécifiques. Les hormones thyroïdiennes T3 et T4 participent également à la régulation du métabolisme [s10]. Elles influencent le taux métabolique de base, la consommation d'oxygène et la production d'énergie [s10]. Elles agissent sur le métabolisme des glucides, la dégradation des graisses (lipolyse) et le métabolisme des protéines [s10]. L'hormone de croissance est également influencée par les hormones thyroïdiennes, agissant de manière synergique sur la croissance osseuse [s10]. Les hormones T3 et T4 sont lipophiles, ce qui signifie qu'elles nécessitent des protéines de transport dans le sang. Seule une petite partie des hormones circule librement et peut pénétrer dans les cellules [s10]. L'hormone T4 est convertie en T3 actif dans divers tissus par des déiodinases [s10]. Un autre ajustement du métabolisme se produit lors du jeûne, appelé changement métabolique [s11]. Dans ce cas, le corps passe de l'utilisation du glucose à l'utilisation des acides gras et des corps cétoniques comme source d'énergie [s11]. Cela se produit lorsque les réserves de glycogène du foie sont épuisées et que la dégradation des graisses dans le tissu adipeux augmente [s11]. Les corps cétoniques servent alors de substrat énergétique pour les muscles et le cerveau [s11]. Le changement métabolique est régulé par des voies de signalisation telles que PPAR-α et SIRT1, qui favorisent l'oxydation des acides gras et la formation de nouvelles mitochondries dans les cellules musculaires [s11]. Ce changement peut améliorer la sensibilité à l'insuline et réduire les marqueurs d'inflammation [s11]. Les inflammations, à leur tour, sont étroitement liées aux processus métaboliques et aux maladies [s12]. Il existe donc un lien fort entre l'obésité et les inflammations systémiques [s12]. Le tissu adipeux enflammé libère des messagers qui renforcent à la fois les inflammations locales et systémiques [s12]. Le syndrome métabolique, qui comprend l'obésité abdominale, les troubles du métabolisme des graisses, l'hypertension et la résistance à l'insuline, augmente le risque de maladies cardiovasculaires [s12]. Un traitement nécessite une approche holistique qui prend en compte à la fois les symptômes et les maladies métaboliques associées pour réduire les inflammations systémiques [s12]. Même une réduction de poids peut soulager les symptômes et augmenter l'efficacité des traitements [s12].

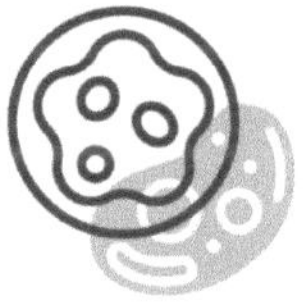

En fin de compte, il apparaît que les processus métaboliques forment un réseau complexe étroitement lié à d'autres systèmes tels que le système immunitaire et le système hormonal.

Bon à savoir

Anabolisme

Dans le contexte d'un régime métabolique, l'anabolisme décrit la construction de molécules complexes à partir de composants simples. Ce processus est important pour la construction de la masse musculaire et la régénération du corps, en particulier après des phases de restriction calorique.

Catabolisme

Le catabolisme est la dégradation de molécules complexes, comme les réserves de graisse, pour la production d'énergie. Un régime métabolique peut influencer le catabolisme de manière ciblée pour favoriser la combustion des graisses.

Phosphorylation oxydative

La phosphorylation oxydative est le principal processus de production d'énergie dans les cellules. Dans les mitochondries, l'énergie est produite à l'aide d'oxygène. Un régime métabolique peut influencer l'efficacité de la phosphorylation oxydative.

Syndrome métabolique

Le syndrome métabolique est une combinaison de facteurs de risque tels que la graisse abdominale, l'hypertension, des niveaux de graisses sanguines élevés et la résistance à l'insuline, qui augmentent le risque de maladies cardiovasculaires et de diabète de type 2. Un régime métabolique peut aider à améliorer les différentes composantes du syndrome métabolique.

Taux métabolique pendant un régime

Tendance illustrative du métabolisme de base (MB) pendant un régime sans HCG.

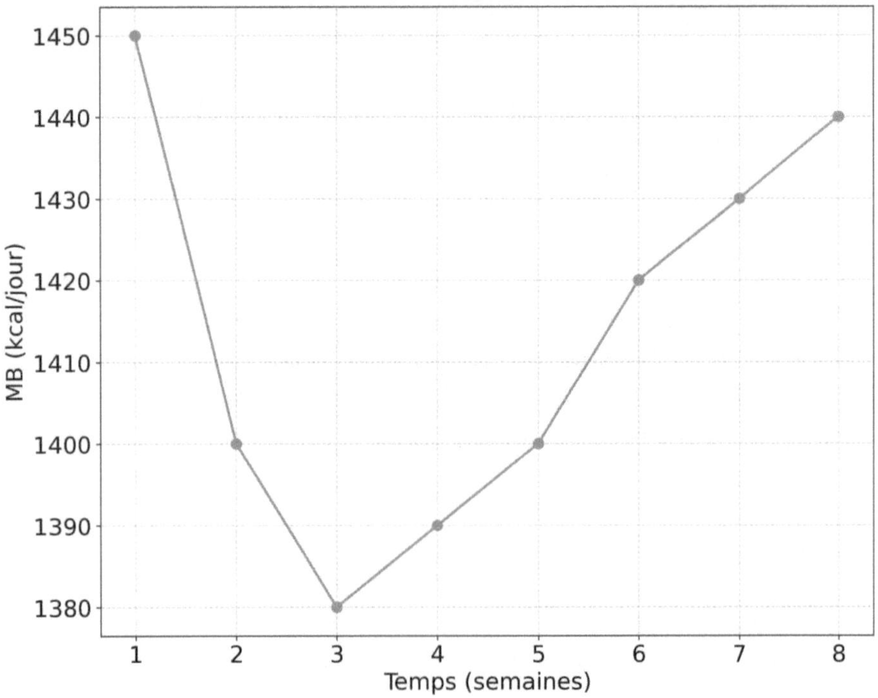

Le graphique montre une baisse initiale potentielle du taux métabolique, suivie d'une stabilisation progressive et d'une légère augmentation potentielle. Ceci illustre l'adaptation du corps à un apport calorique réduit, démontrant l'importance de soutenir la fonction métabolique pendant un régime.

Régulation naturelle du métabolisme

Le métabolisme humain est soumis à une régulation naturelle complexe, contrôlée par des hormones et d'autres facteurs. Un circuit de régulation important concerne les hormones thyroïdiennes T3 et T4. Le contrôle de ces hormones commence dans le hypothalamus, qui sécrète l'hormone de libération de la thyrotropine (TRH). La TRH stimule à son tour l'hypophyse à produire l'hormone stimulant la thyroïde (TSH). La TSH parvient à la thyroïde par le biais de la circulation sanguine et stimule la production et la libération de T3 et T4 [s13]. Ces hormones influencent de nombreux processus métaboliques dans le corps, y compris le métabolisme de base, la consommation d'énergie et l'utilisation des glucides, des graisses et des protéines. Un équilibre hormonal thyroïdien est donc essentiel pour un métabolisme fonctionnant de manière optimale. Une autre méthode de régulation naturelle du métabolisme est le jeûne intermittent (JI). Le JI comprend différents modèles alimentaires avec des périodes de repas limitées dans le temps et des phases plus longues sans ou avec une réduction de l'apport calorique [s14]. Grâce à l'alternance rythmique entre l'apport alimentaire et les périodes de jeûne, il se produit une transformation métabolique, où le corps passe de l'utilisation du glucose à celle des acides gras et des corps cétoniques comme source d'énergie. Ce processus, également appelé changement métabolique, est profondément ancré dans l'évolution et sert à préserver la masse musculaire en mobilisant les réserves de graisse et en les dégradant par l'oxydation des acides gras [s14]. Ainsi, une personne pratiquant le JI peut maintenir sa masse musculaire grâce à une combustion accrue des graisses, même si l'apport calorique total est réduit. Le JI peut non seulement influencer positivement la composition corporelle, mais aussi favoriser la santé cardiovasculaire et les fonctions cognitives [s14]. En passant à l'utilisation des acides gras et des cétones, la pression artérielle et la

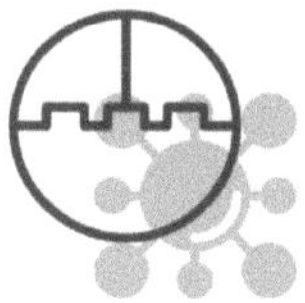

variabilité de la fréquence cardiaque peuvent être améliorées. De plus, le JI stimule des facteurs neurotrophiques qui soutiennent la croissance et le réseau des cellules nerveuses dans le cerveau [s14].

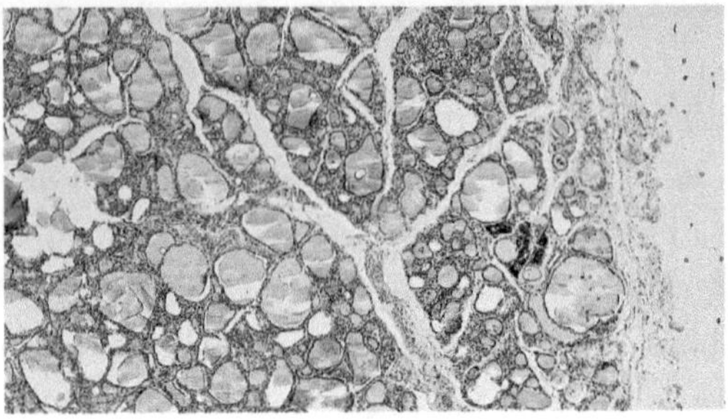

thyroïde [i8]

Bon à savoir

Facteurs neurotrophiques

Les facteurs neurotrophiques sont des protéines qui soutiennent la croissance, la survie et la fonction des cellules nerveuses. Ils jouent un rôle important pour la santé du cerveau et peuvent être influencés par divers facteurs, y compris le jeûne intermittent. La promotion des facteurs neurotrophiques peut soutenir les fonctions cognitives et influencer positivement le métabolisme de manière indirecte.

Hypothalamus

L'hypothalamus est une région importante du cerveau qui sert de centre de contrôle pour de nombreux processus hormonaux dans le corps, y compris la fonction thyroïdienne. Il régule la libération d'hormones qui contrôlent la thyroïde et joue donc un rôle indirect dans le métabolisme. Un hypothalamus fonctionnant correctement est essentiel pour un équilibre hormonal et un métabolisme sain lors d'un programme de métabolisme sans HCG.

Oxydation des acides gras

L'oxydation des acides gras est le processus par lequel les acides gras sont dégradés pour produire de l'énergie. Ce processus se déroule dans les mitochondries, les centrales énergétiques des cellules, et est particulièrement important pendant le jeûne ou lors d'un régime pauvre en glucides. Une oxydation efficace des acides gras est cruciale pour la combustion des graisses et peut soutenir le métabolisme lors d'un programme de métabolisme sans HCG.

Répartition des processus métaboliques

Répartition des processus métaboliques.

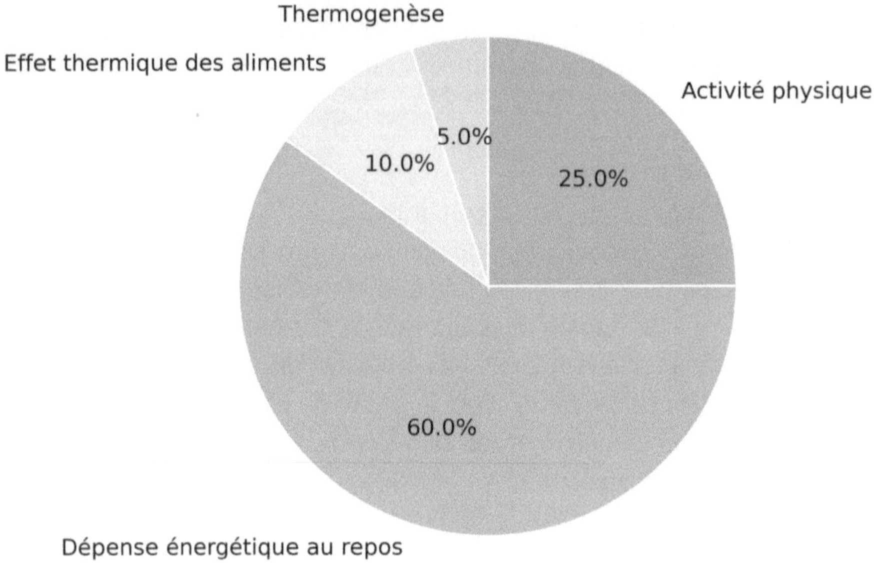

ACT: Activité physique | ETA: Effet thermique des aliments

MB: Dépense énergétique au repos | THM: Thermogenèse

La majeure partie de l'activité métabolique est dédiée au métabolisme de base (MB), soulignant son importance dans le maintien des fonctions corporelles de base. L'activité physique contribue de manière significative, illustrant l'impact de l'exercice sur la dépense énergétique. L'effet thermique des aliments démontre l'énergie nécessaire à la digestion et au traitement des nutriments, tandis que la thermogenèse représente la production de chaleur pour la régulation de la température.

Fonctions métaboliques de base

Les fonctions métaboliques de base garantissent l'approvisionnement en énergie et la construction cellulaire de l'organisme. En plus de la production d'énergie, elles régulent également des fonctions cellulaires hautement spécifiques, telles que la différenciation des cellules souches, dont le développement est influencé par des signaux métaboliques [s15]. Ainsi, la production d'énergie dans le muscle cardiaque est principalement liée à l'oxydation des acides gras, tandis que le glucose et les corps cétoniques jouent un rôle secondaire [s15]. Un autre processus important est le passage de la glycolyse anaérobie à la oxidative_phosphorylierung après la naissance, qui s'accompagne d'une biogenèse mitochondriale accrue [s15]. La glycolyse, la dégradation du glucose, joue également un rôle important dans la prolifération des cellules musculaires lisses vasculaires (VSMCs) [s16]. Des changements dans ce processus peuvent survenir lors de la transformation phénotypique des VSMCs et contribuer à l'apparition de l'athérosclérose [s16]. Fait intéressant, des études montrent une corrélation entre les gènes du métabolisme de l'azote et les gènes associés à la maladie coronarienne, ce qui suggère un lien entre le métabolisme de l'azote et le développement de la maladie [s16]. La régulation de l'expression génique est influencée, entre autres, par des métabolites qui agissent comme substrats ou cofacteurs pour des enzymes modifiant la chromatine [s15]. En influençant la glycolyse et l'oxydation des acides gras, on peut contrôler la prolifération des cellules musculaires cardiaques. Une glycolyse accrue avec une inhibition simultanée de l'oxydation des acides gras peut favoriser la croissance cellulaire, tandis qu'un passage à la phosphorylation oxydative augmente l'efficacité de la reprogrammation des fibroblastes en cellules musculaires cardiaques [s15]. Un changement du métabolisme se produit également lors du jeûne, le soi-disant changement métabolique [s17]. Dans ce cas, le corps passe de l'utilisation du glucose à l'utilisation des acides gras et

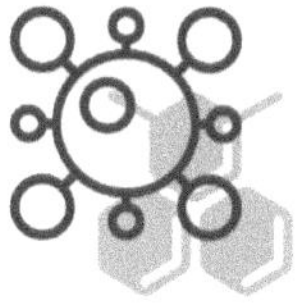

des corps cétoniques comme principale source d'énergie [s17]. Ce mécanisme évolutif sert à préserver la masse musculaire en mobilisant les réserves de graisse et en les dégradant par oxydation des acides gras [s17]. Ainsi, par exemple, une personne qui jeûne régulièrement peut maintenir sa masse musculaire malgré une réduction de l'apport calorique.

Bon à savoir

Changement métabolique

Le changement métabolique est le passage du métabolisme de l'utilisation du glucose à l'utilisation des acides gras et des corps cétoniques comme principale source d'énergie. Cela se produit, par exemple, lors du jeûne. Un programme de métabolisme sans HCG peut favoriser le changement métabolique et activer la combustion des graisses.

Comparaison du métabolisme de base

Variations du MB entre différents profils

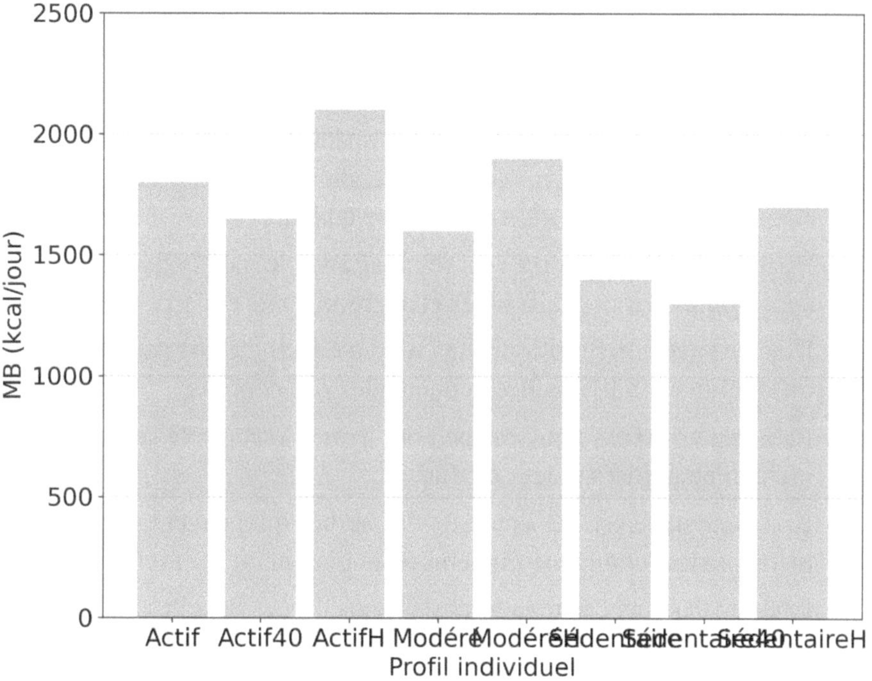

Act: Actif, 25 ans, Femme	Act40: Actif, 40 ans, Femme
ActM: Actif, 25 ans, Homme	Mod: Modérément actif, 25 ans, Femme
ModM: Modérément actif, 25 ans, Homme	Sed: Sédentaire, 25 ans, Femme
Sed40: Sédentaire, 40 ans, Femme	SedM: Sédentaire, 25 ans, Homme

Ce graphique illustre la variabilité du métabolisme de base (MB) entre différents individus. Des facteurs tels que l'âge, le niveau d'activité et la masse musculaire influencent significativement le MB. Les individus ayant un MB plus élevé brûlent plus de calories au repos. Comprendre votre MB peut être bénéfique pour adapter les régimes alimentaires et les programmes d'exercice pour une gestion efficace du poids.

Conseils concrets

- Suivez vos aliments en détail pendant une semaine pour identifier des motifs dans vos habitudes alimentaires et leurs impacts sur votre niveau d'énergie.
- Tenez un journal métabolique dans lequel vous documentez non seulement votre alimentation, mais aussi votre humeur, votre sommeil et votre activité physique afin de découvrir des corrélations.
- Recherchez les besoins nutritionnels spécifiques de votre corps en fonction de votre âge, de votre sexe et de votre niveau d'activité pour adapter votre alimentation de manière ciblée.
- Participez à un atelier ou à un séminaire sur le métabolisme pour approfondir vos connaissances et apprendre des experts.
- Discutez avec un nutritionniste ou un médecin de vos particularités métaboliques individuelles et demandez des conseils.
- Préparez vos repas vous-même pour garder le contrôle sur les ingrédients utilisés et leur qualité.
- Expérimentez avec des épices et des herbes qui peuvent stimuler le métabolisme, comme le gingembre, le piment ou le curcuma.
- Intégrez des séances régulières de sauna ou des douches alternées dans votre routine pour favoriser la circulation sanguine et stimuler le métabolisme.
- Fixez-vous des objectifs réalistes pour votre cure métabolique et récompensez-vous pour les étapes atteintes afin de maintenir votre motivation.

1. 3 Déroulement de la cure de 30 jours

Le déroulement du programme de métabolisme de 30 jours se divise en trois phases : préparation, phase principale et stabilisation. Chaque phase impose des exigences spécifiques en matière d'alimentation et présente ses propres défis, tels que l'adaptation du métabolisme ou l'évitement de l'effet yo-yo. Une compréhension détaillée de chaque étape est essentielle pour le succès et le bien-être à long terme. Préparez-vous de manière optimale et maîtrisez le programme de métabolisme de 30 jours !

Le succès d'un programme de métabolisme ne réside pas seulement dans la phase active du programme, mais repose également sur une préparation approfondie et une stabilisation à long terme grâce à une alimentation et une activité physique adaptées.

Phase de préparation

La phase de préparation d'une cure de métabolisme de 30 jours sans HCG jette les bases du succès et minimise les difficultés potentielles pendant les phases plus strictes de la cure. Cette phase vise à alléger le métabolisme et à s'habituer à de nouvelles habitudes alimentaires. Une transition douce réduit les fringales et facilite le changement. Pendant la phase de préparation, nous nous concentrons sur l'élimination des aliments malsains et l'intégration d'alternatives riches en nutriments. Réduisez progressivement les aliments hautement transformés, le sucre raffiné, les édulcorants artificiels et les acides gras saturés. Observez vos réactions pour identifier rapidement les difficultés individuelles. Une journée typique dans la phase de préparation pourrait commencer par un petit-déjeuner à base de yaourt nature avec des baies et des noix. Pour le déjeuner, une salade avec du poisson grillé ou du poulet est idéale, tandis qu'un dîner de légumes cuits à la vapeur avec de la viande maigre constitue un bon choix. Veillez à boire suffisamment de liquides, de préférence de l'eau ou des tisanes non sucrées. Deux à trois litres par jour aident à l'élimination des produits métaboliques. Parallèlement, commencez à augmenter vos activités sportives ou intégrez un exercice régulier dans votre quotidien, si ce n'est pas déjà fait. Même de simples promenades de 30 minutes par jour favorisent la brûlure des graisses et améliorent le bien-être général. La phase de préparation est également le bon moment pour désencombrer votre cuisine. Éliminez tous les aliments qui ne sont pas autorisés pendant la cure. Cela minimise le risque de "dérapages" et renforce votre volonté. Établissez des listes de courses pour la phase de préparation et les phases suivantes de la cure. Cela vous fera gagner du temps et évitera les achats impulsifs. Profitez également de ce temps pour vous informer sur les aliments autorisés, les recettes et les méthodes de préparation. Plus vous êtes préparé, plus il vous sera facile de vous adapter. Un autre aspect important de la préparation est l'état d'esprit. Analysez vos habitudes alimentaires et identifiez les faiblesses potentielles. Tenez, entre autres, un journal alimentaire pour prendre conscience de vos schémas alimentaires. Cela vous aidera à reconnaître et à modifier les habitudes indésirables. Fixez-vous des objectifs réalistes et visualisez votre succès. Une attitude positive renforce votre

motivation et augmente la probabilité de réussir la cure. La durée de la phase de préparation varie individuellement et dépend de vos habitudes alimentaires et de votre métabolisme. En général, une durée de trois à sept jours est recommandée. Écoutez votre corps et ajustez la durée si nécessaire. Si vous vous sentez prêt après trois jours, vous pouvez commencer la phase suivante. Cependant, si vous avez l'impression d'avoir besoin de plus de temps, prolongez la phase de préparation de quelques jours. La phase de préparation est cruciale pour le succès de l'ensemble de la cure de métabolisme. Profitez de ce temps pour vous préparer de manière optimale et poser les bases d'une cure réussie. Une préparation approfondie facilite la transition vers les phases strictes de la cure et augmente la probabilité d'atteindre et de maintenir votre poids souhaité à long terme. Informez-vous en détail sur les différentes phases de la cure et établissez un plan détaillé. Ainsi, vous pouvez être sûr d'être parfaitement préparé et d'obtenir les meilleurs résultats possibles. Intégrez également des techniques de relaxation telles que le yoga ou la méditation dans votre quotidien pour réduire le stress et améliorer votre bien-être. Un mode de vie équilibré soutient le succès de la cure et contribue à un contrôle du poids à long terme.

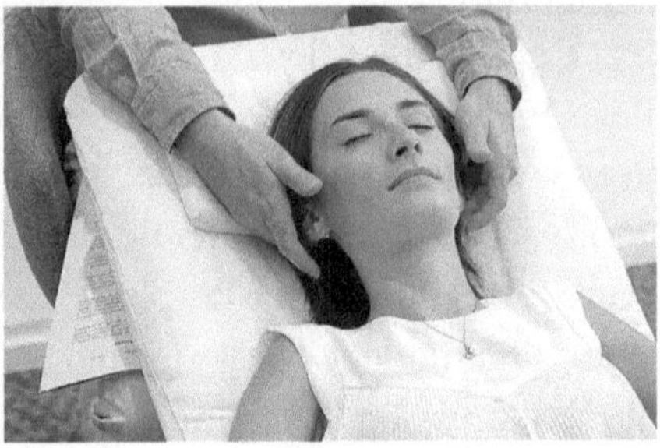

Techniques de relaxation [i9]

Bon à savoir

Acides gras saturés

Les acides gras saturés doivent être réduits pendant la phase de préparation pour préparer le corps à la combustion des graisses et favoriser l'absorption de graisses plus saines.

État d'esprit

L'état d'esprit joue un rôle crucial dans le succès de la cure de métabolisme. Une attitude positive, des objectifs réalistes et l'auto-réflexion soutiennent la motivation et la persévérance.

Journal alimentaire

Un journal alimentaire sert à documenter et analyser ses propres habitudes alimentaires. Il aide à identifier les déclencheurs d'un comportement alimentaire malsain et à gérer consciemment son alimentation.

Produits métaboliques

Les produits métaboliques sont des déchets générés lors du traitement des nutriments. Un apport suffisant en liquides est important pour éliminer ces déchets du corps.

Techniques de relaxation

Les techniques de relaxation comme le yoga ou la méditation aident à réduire le stress et à améliorer le bien-être. Le stress peut affecter négativement le métabolisme et compromettre le succès de la cure.

Programme de Réinitialisation Métabolique de 30 Jours - Phase de Préparation

Temps Estimé pour la Phase de Préparation

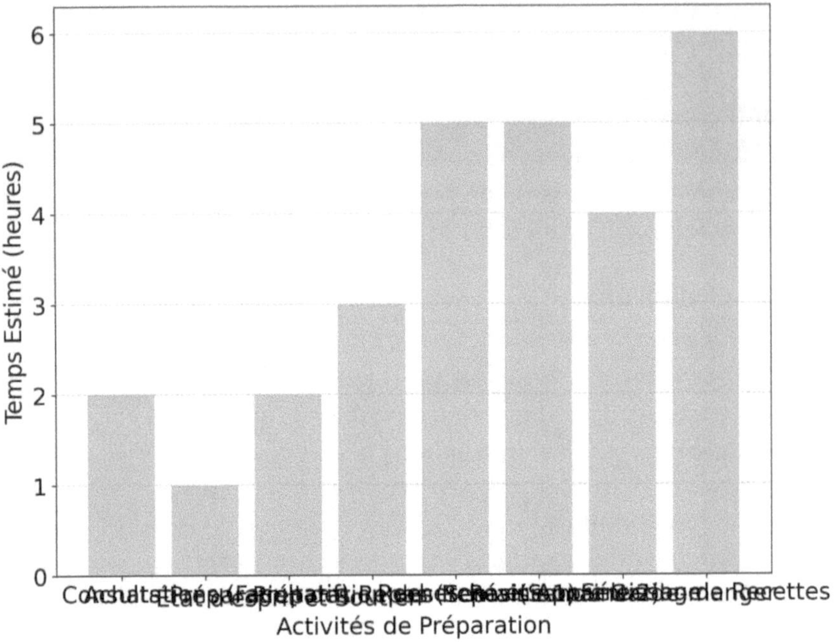

Ach: Achats

Con: Consultations (Facultatif)

ÉMS: État d'esprit et Soutien

PR1: Préparation des Repas (Semaine 1)

PR2: Préparation des Repas (Semaine 2)

RAp: Recherche et Apprentissage

RGa: Révision du Garde-manger

SRe: Sélection de Recettes

La phase de préparation met l'accent sur des ajustements alimentaires progressifs et des changements de mode de vie. L'accent initial mis sur la révision du garde-manger et la sélection des recettes suggère un investissement de temps important au départ. Au fur et à mesure que la semaine avance, le temps consacré à la préparation des repas augmente tandis que celui consacré à la recherche diminue, ce qui indique un passage à l'application pratique. Le temps alloué de manière constante à l'état d'esprit et au soutien souligne l'importance de la préparation mentale tout au long de la phase de préparation.

Phase principale de changement métabolique

La phase principale de la cure de 30 jours sans HCG constitue le cœur de la transformation et se concentre sur la réduction de l'apport calorique. Cette phase vise à stimuler le métabolisme et à maximiser la combustion des graisses. L'alimentation se compose principalement d'aliments riches en protéines, combinés avec une sélection limitée de fruits, légumes et graisses saines. Une réduction de l'apport en glucides aide le corps à puiser dans les réserves de graisse comme source d'énergie. La composition exacte et la quantité de calories du plan alimentaire doivent être adaptées individuellement, en tenant compte de facteurs tels que l'âge, le niveau d'activité et l'état de santé. En respectant rigoureusement le plan alimentaire durant cette phase, le corps devrait efficacement décomposer les graisses. Il est également recommandé de consommer suffisamment de liquides, de préférence de l'eau ou des thés non sucrés. Cela aide à l'élimination des produits de fin de métabolisme et contribue au bien-être général. Un exemple de repas riche en protéines durant cette phase serait un filet de poulet grillé avec du brocoli cuit à la vapeur et une petite quantité d'acides gras insaturés, par exemple, une cuillère d'huile d'olive.

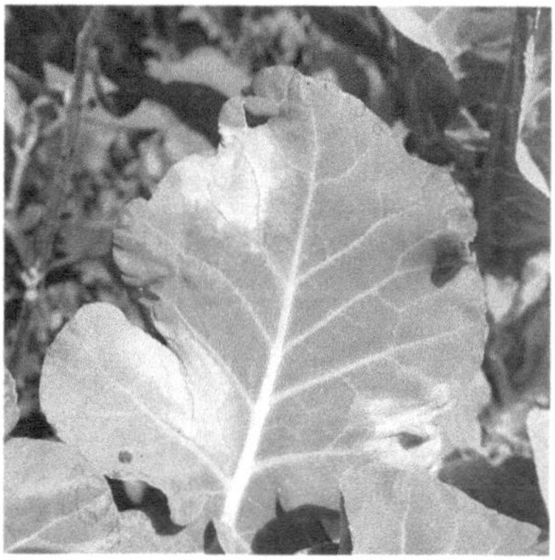

Brocoli [i10]

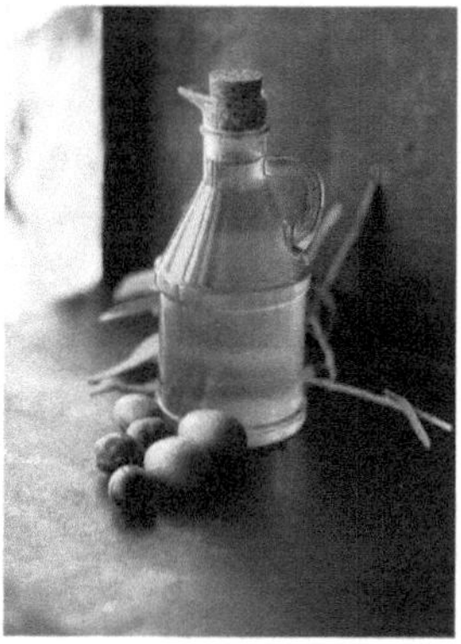

Huile d'olive [i11]

En plus d'une alimentation adaptée, l'activité physique régulière joue un rôle important. Le sport soutient non seulement la perte de graisse, mais favorise également le développement musculaire et améliore la activité métabolique. Choisissez des activités qui vous plaisent et que vous pouvez bien intégrer dans votre quotidien. Cela peut inclure des promenades quotidiennes, du vélo, de la natation ou de l'entraînement en force. Veillez à augmenter progressivement l'intensité et la durée de l'entraînement pour éviter les surcharges. Durant la phase principale, différentes réactions corporelles peuvent survenir. Celles-ci incluent, entre autres, une sensation de faim accrue, de la fatigue, des maux de tête ou des problèmes digestifs. Ces symptômes sont généralement temporaires et s'estompent généralement après quelques jours. Si les désagréments persistent ou s'aggravent, consultez un médecin ou un nutritionniste. Un apport suffisant en liquides et une alimentation équilibrée peuvent aider à atténuer les symptômes. Documentez vos expériences et observations dans un journal pour suivre vos progrès et éventuellement apporter des ajustements à votre plan. La phase principale de la cure métabolique nécessite discipline et persévérance. Récompensez-vous régulièrement pour vos succès, mais pas avec des aliments qui compromettent le plan de la cure. Trouvez des récompenses alternatives qui vous apportent de la joie et renforcent votre motivation, comme un bain relaxant, un nouveau livre ou une sortie au cinéma. La durée de la phase principale varie en fonction des objectifs individuels et de la perte de poids souhaitée. En général, une durée de deux à trois semaines est recommandée. Ne prolongez pas la phase principale au-delà de la période recommandée sans avis médical. Une durée trop longue de la phase de réduction calorique peut avoir des

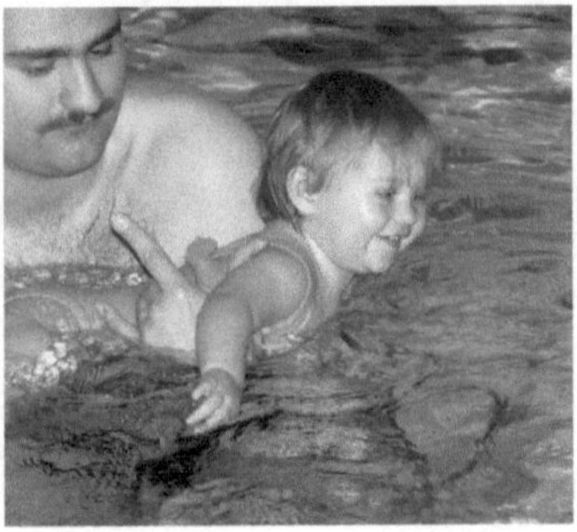

Natation [i13]

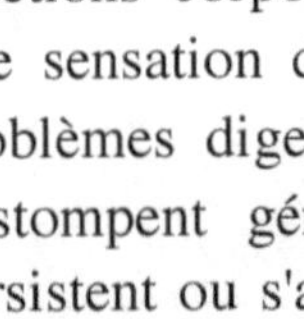

effets négatifs sur le métabolisme et la santé. Après la phase principale, suit la phase de stabilisation, qui vise à sécuriser la perte de poids obtenue à long terme et à habituer le métabolisme à un apport calorique normal. La phase principale est une étape décisive vers votre poids souhaité et jette les bases d'un mode de vie sain et durable. Profitez de ce temps pour modifier vos habitudes alimentaires à long terme et développer une nouvelle perception de votre corps.

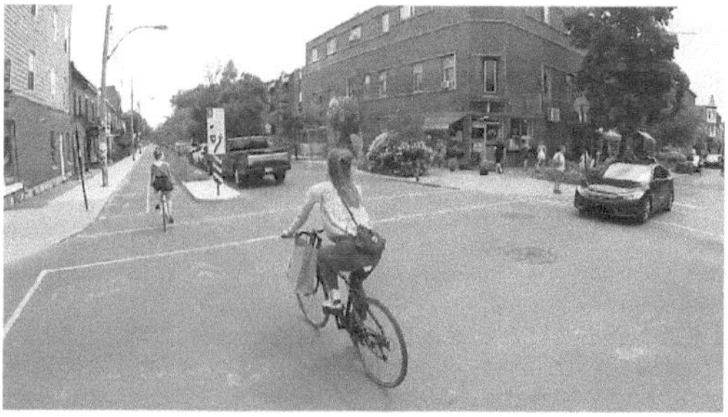

vélo [i12]

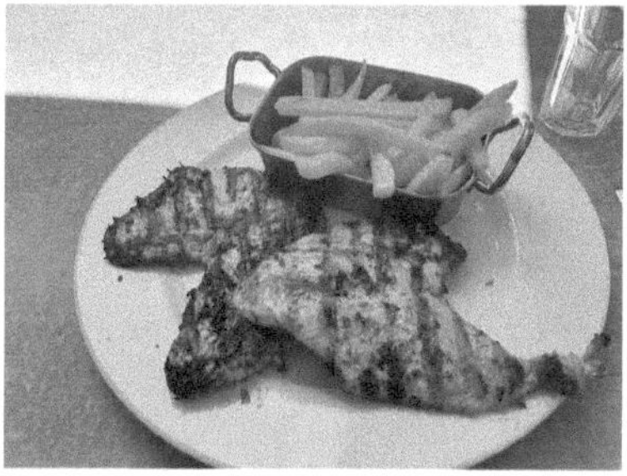

Filet de poitrine de poulet [i14]

Bon à savoir

Activité métabolique
La vitesse à laquelle le corps consomme de l'énergie. Le sport et l'exercice favorisent l'activité métabolique.

Glucides
Nutriments qui fournissent rapidement de l'énergie au corps. Dans le cadre de la cure métabolique, l'apport en glucides est réduit pour favoriser la combustion des graisses.

Produits de fin de métabolisme
Produits de déchets générés par le métabolisme qui doivent être éliminés. Un apport suffisant en liquides soutient l'élimination.

Changement métabolique au cours d'un programme de 30 jours

Intensité, durée et efficacité des changements métaboliques au cours d'un programme de 30 jours (sans HCG).

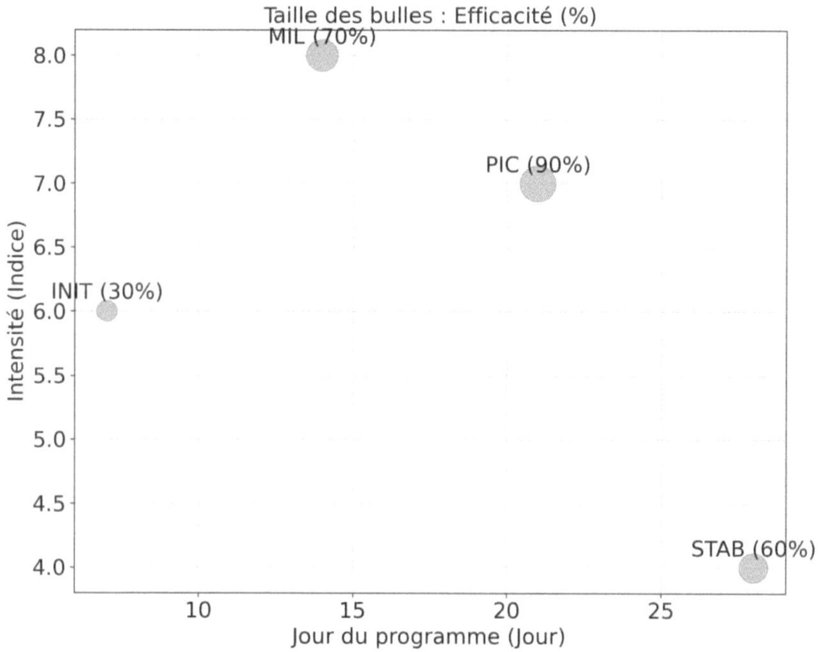

Blasengröße: Efficacité (%)

INIT: Phase initiale

MIL: Milieu de phase

PIC: Phase de pointe

STAB: Phase de stabilisation

Le graphique visualise la relation entre l'intensité et l'efficacité du changement métabolique au cours des différentes phases du programme de 30 jours. Des bulles plus grandes indiquent une plus grande efficacité. Les données suggèrent que la phase initiale montre une augmentation rapide de l'intensité avec une efficacité modérée. Au fur et à mesure que le programme progresse, l'intensité se stabilise tandis que l'efficacité augmente considérablement, atteignant un pic à la mi-phase. La phase finale montre une diminution de l'intensité et de l'efficacité, suggérant une stabilisation des changements métaboliques.

Phase de stabilisation

La phase de stabilisation clôt la cure de 30 jours de stoffwechsel sans HCG et vise à maintenir à long terme le poids atteint. Elle permet à l'organisme de s'adapter progressivement à une augmentation de l'apport calorique et prévient l redouté jojoeffekt. Au cours de cette phase, la quantité de calories est progressivement augmentée, tout en maintenant l'accent sur des aliments complets et riches en nutriments. Les produits transformés, le sucre raffiné et les graisses malsaines restent réduits. Au lieu de cela, les aliments riches en protéines, les légumes, les fruits et les graisses saines constituent toujours la base de l'alimentation. L'augmentation progressive de l'apport calorique empêche une surcharge du métabolisme et aide le corps à stabiliser son nouveau poids. Une approche lente est conseillée pour ne pas surcharger le corps et trouver individuellement le bon équilibre. Observez attentivement vos réactions corporelles et ajustez l'apport calorique en conséquence. Par exemple, si vous constatez une prise de poids après une augmentation modérée des calories, réduisez à nouveau la quantité jusqu'à ce que vous trouviez l'équilibre optimal. La phase de stabilisation est également le moment idéal pour consolider les habitudes alimentaires acquises pendant la cure et les intégrer dans la vie quotidienne. Continuez à veiller à des repas réguliers et à une hydratation suffisante. Intégrez également suffisamment d'exercice dans votre routine quotidienne. Les activités sportives soutiennent non seulement le contrôle du poids, mais favorisent également le bien-être général et contribuent à la préservation de la masse musculaire. Trouvez des sports qui vous plaisent et intégrez-les fermement dans votre emploi du temps hebdomadaire. Cela peut inclure la natation, le yoga, la danse ou l'entraînement en force. La durée de la phase de stabilisation est individuelle et dépend de la perte de poids atteinte et des besoins personnels. En général, une durée d'au moins quatre semaines est recommandée, idéalement plusieurs mois. Plus la phase de stabilisation dure longtemps, mieux le corps peut s'habituer à son nouveau poids et moins le risque d'effet yo-yo est élevé. Pendant cette phase, il est important de continuer à prêter attention aux signaux du corps et d'ajuster l'alimentation si nécessaire. Un ernaehrungstagebuch peut être utile pour documenter les calories ingérées et les réactions corporelles, afin de trouver la meilleure façon de s'alimenter. La phase de stabilisation n'est pas seulement la dernière phase de la cure de 30 jours, mais le début d'un changement alimentaire à long terme. Elle offre l'opportunité d'établir des habitudes saines et de développer une nouvelle conscience corporelle. Profitez de cette phase pour optimiser durablement votre alimentation et améliorer votre bien-être à long terme. Une alimentation équilibrée combinée à une activité physique régulière constitue la base d'une vie saine et active. En intégrant les principes appris dans votre quotidien, vous garantissez le succès de la cure et prévenez les problèmes de poids futurs. Veillez également à avoir un sommeil suffisant et à intégrer des phases de détente régulières dans votre quotidien. Le stress peut influencer l'équilibre hormonal et rendre le contrôle du poids plus difficile. Des techniques de relaxation telles que la méditation ou la relaxation musculaire progressive peuvent aider à réduire le stress et à rétablir l'équilibre intérieur. Ainsi, la phase de stabilisation n'est pas seulement la conclusion d'une cure, mais le début d'un mode de vie sain et équilibré. Considérez cette phase comme un investissement dans votre santé et votre bien-être. Appréciez le processus et célébrez vos succès. Vous avez réussi à atteindre votre poids souhaité. Maintenant, il vous appartient de le maintenir à long terme et de mener une vie saine et heureuse.

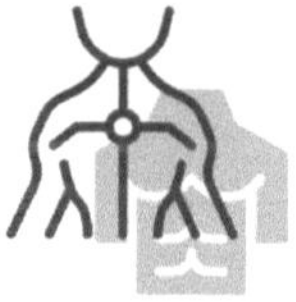

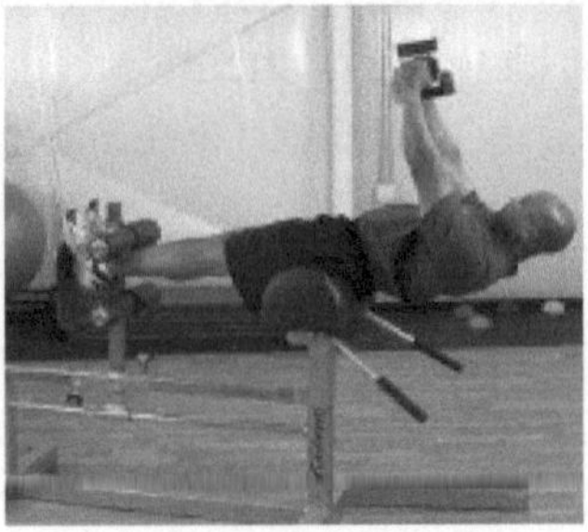

Musculation [i15]

Progression de la phase de stabilisation

Stabilisation métabolique simulée sur 30 jours après le régime.

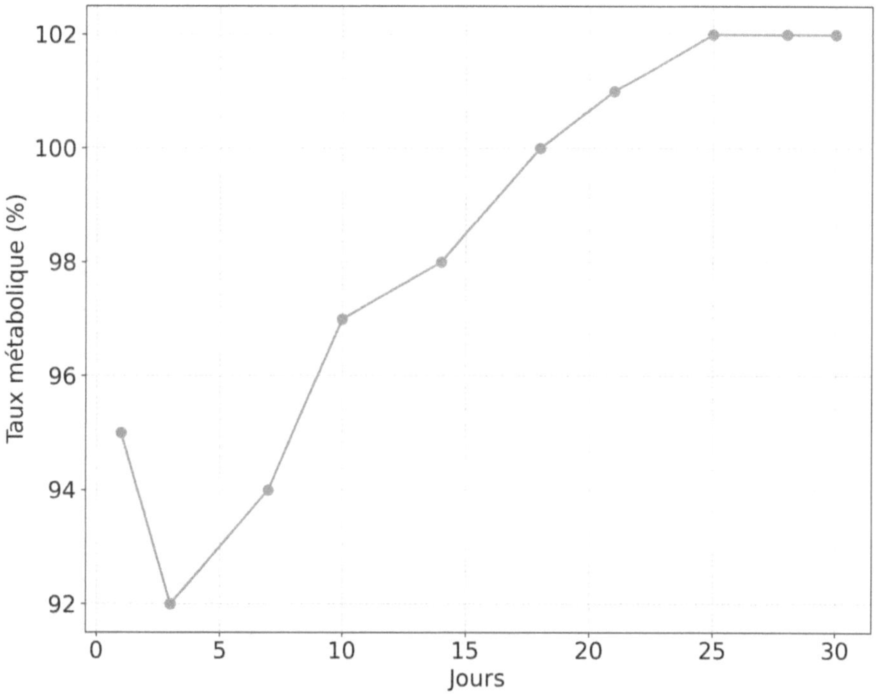

Le graphique montre une augmentation progressive du taux métabolique après une baisse initiale, ce qui suggère que le corps s'adapte à une nouvelle base. La stabilisation vers la fin indique une adaptation métabolique réussie après le régime.

Conseils concrets

- Planifiez des heures de repas fixes pour chaque phase de la cure afin de rythmer votre métabolisme.
- Concentrez-vous pendant la phase de préparation sur la découverte de nouvelles expériences gustatives avec des aliments sains.
- Profitez de la phase de préparation pour optimiser vos ustensiles de cuisine pour la cure, par exemple en achetant un cuiseur vapeur.
- Créez pendant la phase de préparation votre « recette d'urgence » personnelle pour les moments de forte envie de manger.
- Augmentez votre consommation de liquides pendant la phase principale grâce à des bouillons de légumes faits maison pour compléter les minéraux essentiels.
- Utilisez des épices aromatiques pendant la phase principale pour intensifier le goût des repas riches en protéines.
- Intégrez progressivement dans la phase de stabilisation les aliments que vous avez manqués pendant la phase principale et observez la réaction de votre corps.
- Développez dans la phase de stabilisation de nouvelles recettes saines préférées que vous pourrez intégrer durablement dans votre plan alimentaire.
- Célébrez la fin de chaque phase de la cure avec une récompense non alimentaire, comme une sortie ou un nouveau vêtement.
- Réfléchissez après la cure à vos expériences et notez vos stratégies de réussite personnelles pour l'avenir.
- Élaborez un plan nutritionnel individuel pour la période après la cure, tenant compte de vos nouvelles connaissances.

Révision - 1. Bases du métabolisme

Un programme de métabolisme réussi sans HCG repose sur la compréhension des mécanismes de régulation naturels du corps et leur influence durable. Au lieu de recourir à des hormones externes, activez votre métabolisme par des méthodes naturelles telles qu'une alimentation adaptée, l'exercice et une attention consciente à votre corps. Le chemin vers un métabolisme optimisé nécessite de la discipline et de l'engagement, mais les avantages à long terme pour votre santé et votre bien-être en valent la peine. Commencez votre voyage par une analyse approfondie de vos habitudes alimentaires actuelles et identifiez les défis potentiels. Un journal alimentaire peut vous aider à comprendre vos schémas alimentaires et à reconnaître les habitudes défavorables.

La phase de préparation est cruciale pour le succès de votre programme de métabolisme. Soulagez progressivement votre métabolisme en évitant les aliments hautement transformés, le sucre raffiné et les graisses malsaines. Intégrez plutôt des alternatives complètes et riches en nutriments comme des légumes, des fruits, des protéines maigres et des graisses saines dans votre alimentation. Commencez également une activité physique modérée pour préparer votre corps à l'effort à venir. Des promenades quotidiennes, un jogging léger ou du yoga sont de bons points de départ. Profitez de cette phase pour débarrasser votre cuisine des aliments malsains et vous familiariser avec de délicieuses recettes conformes au programme. La préparation mentale est tout aussi importante : fixez-vous des objectifs réalistes, visualisez votre succès et développez des stratégies pour gérer les fringales. Des techniques de relaxation comme la méditation ou des exercices de respiration peuvent vous aider à réduire le stress et à renforcer votre volonté.

Dans la phase principale, réduisez votre apport calorique pour maximiser la combustion des graisses. Concentrez-vous sur des aliments riches en protéines, des légumes, des fruits et une quantité modérée de graisses saines. Réduisez votre apport en glucides pour forcer votre corps à brûler les graisses. Adaptez cependant votre plan alimentaire à vos besoins et à votre niveau d'activité. Augmentez vos activités sportives pour accélérer la perte de graisse et maintenir votre masse musculaire. L'entraînement en force combiné à des exercices d'endurance est une stratégie efficace. Soyez préparé à d'éventuels effets secondaires tels que la faim, la fatigue ou des maux de tête. Ceux-ci sont généralement temporaires et s'estompent après quelques jours. Si les symptômes persistent, consultez un médecin ou un nutritionniste. Récompensez-vous régulièrement pour vos succès, mais choisissez des récompenses qui ne compromettent pas vos progrès.

La phase de stabilisation est la clé pour maintenir un poids à long terme. Augmentez lentement et progressivement votre apport calorique pour ne pas surcharger votre métabolisme et éviter l'effet yo-yo. Conservez vos habitudes alimentaires saines et intégrez une activité physique régulière dans votre quotidien. Documentez vos progrès et ajustez votre alimentation si nécessaire. La phase de stabilisation marque le début d'un changement de mode de vie à long terme. Considérez-la comme une opportunité de développer une nouvelle conscience corporelle et d'améliorer durablement votre santé.

Un métabolisme optimisé est un cadeau que vous vous faites. C'est un investissement dans votre santé, votre bien-être et votre qualité de vie. Restez engagé, même lorsque cela devient difficile. Célébrez vos succès et apprenez de vos revers. Vous avez le pouvoir d'influencer positivement votre métabolisme et d'atteindre vos objectifs.

2. Concept nutritionnel

Vous êtes-vous déjà demandé pourquoi certaines personnes perdent à peine du poids malgré des régimes stricts, tandis que d'autres semblent perdre du poids sans effort ? La clé ne réside pas dans la quantité de calories, mais dans la manière dont notre corps traite les aliments. Un concept nutritionnel bien pensé active les processus métaboliques naturels et incite l'organisme à utiliser les réserves de graisse stockées comme source d'énergie. Le choix des aliments appropriés et le moment optimal des repas jouent un rôle décisif. Dans ce chapitre, vous découvrirez comment transformer votre métabolisme en une véritable machine à brûler les graisses grâce à une alimentation ciblée.

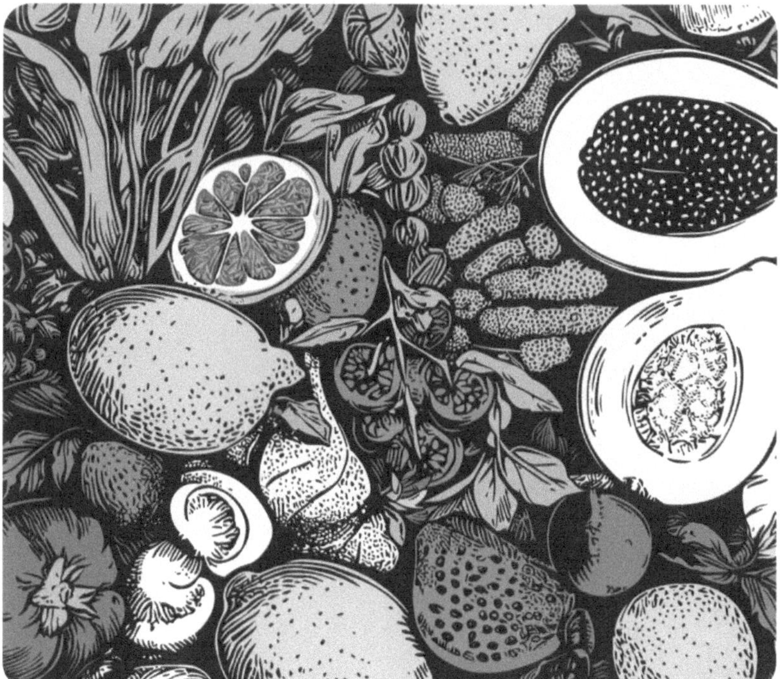

2. 1 Repas adaptés au métabolisme

Des repas adaptés au métabolisme sont la clé d'une cure métabolique réussie. La bonne répartition des nutriments, le rythme optimal des repas et des portions ajustées influencent le taux de sucre dans le sang, la sensation de satiété et la combustion des graisses. Une alimentation déséquilibrée ou des horaires de repas irréguliers peuvent perturber le métabolisme et compromettre le succès de la cure. Découvrez comment organiser vos repas pour soutenir au mieux votre métabolisme et atteindre vos objectifs.

Des repas adaptés au métabolisme reposent sur l'interaction optimale de la répartition des nutriments, du rythme des repas et des tailles des portions.

Répartition des nutriments

La répartition des nutriments dans le cadre d'une alimentation adaptée au métabolisme sans HCG vise à fournir au corps tous les nutriments nécessaires pour soutenir les fonctions métaboliques et favoriser le bien-être [s18]. Il ne s'agit pas seulement de la *quantité* de macronutriments apportés – glucides, graisses et protéines – mais surtout de leur *répartition* en pourcentage tout au long de la journée. Une répartition adaptée peut stabiliser le taux de sucre dans le sang et améliorer la insulinempfindlichkeit [s18]. Un taux de sucre sanguin stable évite les fringales et contribue ainsi à la gestion du poids. La répartition de l'apport en protéines au cours de la journée peut également être pertinente. Un apport suffisant en protéines par repas, par exemple 35 grammes, peut favoriser la synthèse des protéines musculaires chez les personnes âgées [s19]. Cela est particulièrement important pour maintenir la masse et la fonction musculaires avec l'âge. En plus de la répartition optimale des macronutriments, l'apport en micronutriments joue également un rôle crucial pour le métabolisme et la santé [s18]. Les micronutriments, tels que les vitamines et les minéraux, participent à de nombreux processus métaboliques et soutiennent les fonctions corporelles. Une répartition ciblée des nutriments est donc un élément clé pour des avantages sanitaires à long terme [s18]. Une alimentation riche en protéines peut par exemple être obtenue par la consommation ciblée

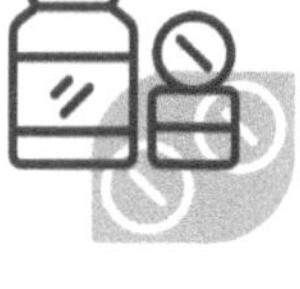

d'aliments riches en protéines tels que le poisson, la viande, les œufs, les légumineuses et les produits laitiers. Il est conseillé de répartir l'apport en protéines de manière uniforme tout au long de la journée pour soutenir au mieux la synthèse des protéines musculaires et tirer parti de l'effet de satiété [s20]. La qualité des protéines est également pertinente. Les protéines végétales, lorsqu'elles sont consommées en combinaison, peuvent garantir une composition en acides aminés équilibrée [s20]. La bonne répartition des nutriments soutient non seulement la régulation du poids, mais contribue également à la santé générale et au bien-être.

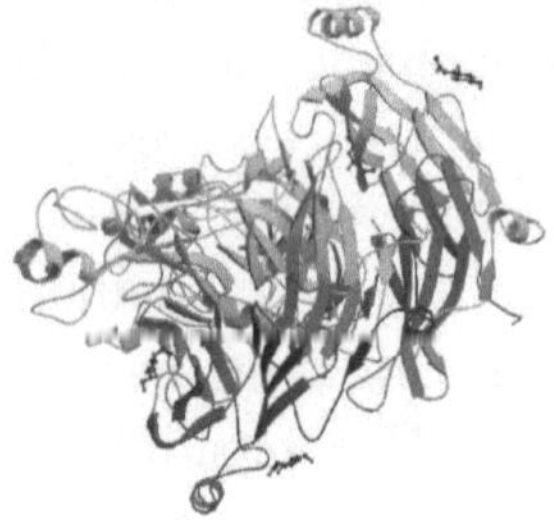

Protéines [i16]

Bon à savoir

Composition en acides aminés

La composition en acides aminés décrit les différents types et quantités d'acides aminés dans une protéine. Une composition équilibrée en acides aminés est importante pour le corps afin de pouvoir former toutes les protéines nécessaires, en particulier lors d'un programme de métabolisme sans HCG, pour soutenir la construction musculaire et d'autres fonctions corporelles.

Répartition des macronutriments pour les repas métaboliques

Ratio idéal de macronutriments pour un régime métabolique.

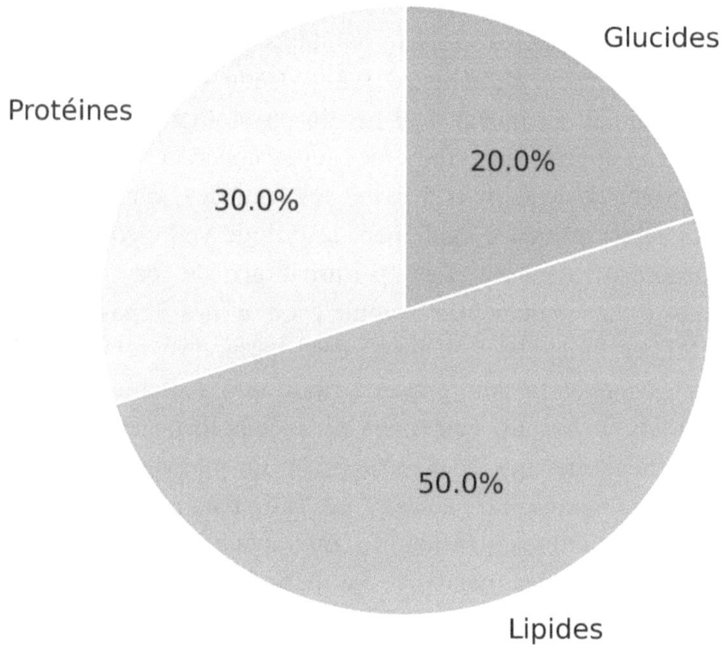

- GLU: Glucides (Faible en glucides)
- LIP: Lipides (Graisses saines)
- PRO: Protéines (Protéines maigres)

Ce graphique visualise une répartition équilibrée des macronutriments en mettant l'accent sur les graisses saines pour la satiété et l'énergie, des protéines modérées pour le maintien musculaire et de faibles glucides pour soutenir les processus métaboliques. Ce ratio est conçu pour favoriser la combustion des graisses et stabiliser la glycémie.

Rythme des repas

Le rythme des repas, c'est-à-dire la structure temporelle de la prise alimentaire, influence divers processus métaboliques et niveaux hormonaux. Des hormones comme la ghreline et la leptine, qui régulent l'appétit, réagissent aux horaires de repas habituels. Ainsi, le niveau de ghreline, qui déclenche la sensation de faim, augmente avant les repas habituels et signale au corps l'imminence de la prise alimentaire [s21]. Cette augmentation ne se produit pas seulement en raison d'un besoin physiologique, mais aussi à cause de schémas appris. Un rythme des repas cohérent peut donc aider à réguler ces signaux de faim et à éviter les fringales. En même temps, le rythme des repas influence également le rythme veille-sommeil et les rythmes circadiens associés. Les perturbations de ce rythme, par exemple dues à un manque de sommeil ou à des repas nocturnes, peuvent entraîner une dysrégulation des hormones régulatrices de l'appétit [s21]. Manger la nuit présente donc non seulement un risque de prise de poids, mais nuit également au métabolisme et augmente le risque de maladies telles que le diabète [s21]. En plus de la question de *quand* nous mangeons, la *nature* de l'alimentation est également pertinente. intermittierendes_fasten_if, où aucune ou très peu de calories sont consommées pendant une période de douze heures ou plus, peut avoir des effets positifs sur l'équilibre hormonal et la composition corporelle [s22]. Le JI active des voies métaboliques similaires à celles d'une réduction calorique, ce qui peut contribuer à une meilleure combustion des graisses et à la préservation de la masse musculaire [s22]. Ainsi, le passage à l'utilisation des acides gras et des corps cétoniques pendant le jeûne soutient la préservation musculaire. Des études suggèrent que le JI peut également offrir des avantages hormonaux, tels qu'une réduction des hormones androgènes, en particulier pour les femmes atteintes de SOPK [s23]. Cependant, la recherche sur le rythme des repas et ses effets sur l'équilibre hormonal n'est pas encore terminée

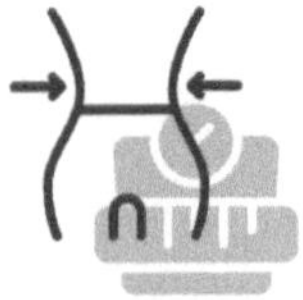

et d'autres études sont nécessaires [s23]. Un rythme des repas régulier avec des pauses alimentaires suffisamment longues peut donc non seulement soutenir la gestion du poids, mais aussi avoir des effets positifs sur la santé hormonale et le métabolisme. Un régime alimentaire avec des horaires de repas réguliers et des périodes de jeûne intégrées, adaptées aux besoins individuels, peut ainsi contribuer à un mode de vie plus sain.

Activité métabolique tout au long de la journée

Illustre la fluctuation de l'activité métabolique en fonction du moment des repas.

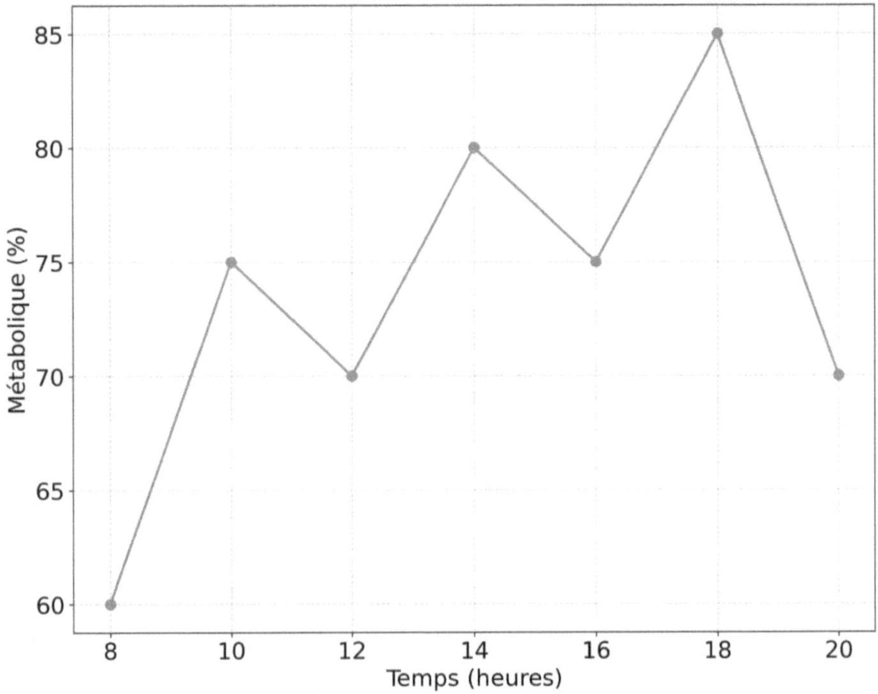

Le graphique montre un schéma cyclique avec des pics après les repas, indiquant une activité métabolique accrue pour la digestion. Des horaires de repas réguliers favorisent un rythme métabolique constant. Les creux représentent des périodes d'activité métabolique plus faible entre les repas. Maintenir des heures de repas constantes peut empêcher les chutes excessives et favoriser des niveaux d'énergie stables.

Tailles des portions

Les tailles des portions jouent un rôle crucial dans le succès d'une alimentation adaptée au métabolisme sans HCG. La bonne quantité de nourriture influence directement l'apport calorique et donc l'équilibre énergétique du corps. Des portions trop grandes, même avec des aliments sains, peuvent entraîner une consommation excessive de calories et entraver la perte de poids. À l'inverse, des portions trop petites peuvent entraîner un manque de nutriments essentiels et affecter négativement le métabolisme. La taille optimale des portions dépend de divers facteurs, notamment des besoins caloriques individuels, du niveau d'activité et des objectifs spécifiques du programme de métabolisme. Une méthode simple pour contrôler les tailles des portions est d'utiliser des assiettes et des bols plus petits. Cela peut aider à modifier la perception de la quantité consommée et ainsi réduire inconsciemment l'apport calorique. La composition du repas influence également la sensation de satiété et donc le contrôle des portions. Un repas riche en fibres, en protéines et en glucides complexes rassasie généralement plus longtemps qu'un repas principalement composé de glucides simples et de graisses. Les fibres gonflent dans l'estomac et créent une sensation de plénitude, tandis que les protéines influencent les hormones de la satiété. Les glucides complexes sont digérés plus lentement que les glucides simples, ce qui entraîne un niveau de sucre dans le sang plus stable et une sensation de satiété plus durable. Un exemple de repas rassasiant serait une salade avec du poulet ou du poisson grillé, du quinoa et divers légumes. En plus de la taille et de la composition des repas, la fréquence des prises alimentaires est également pertinente. Des repas réguliers à intervalles à peu près égaux peuvent aider à maintenir un niveau de sucre dans le sang stable et à éviter les fringales. Manger régulièrement tout au long de la journée évite de fortes fluctuations du taux de sucre dans le sang et les fringales qui en découlent. De plus, un rythme de repas constant peut influencer positivement le métabolisme et favoriser la combustion des graisses. Des pauses alimentaires adaptées individuellement, par exemple dans le cadre du jeûne intermittent, peuvent également avoir des effets positifs sur le métabolisme et soutenir la régulation du poids. Pour mieux contrôler les tailles des portions au quotidien, diverses aides et stratégies peuvent être mises en place. En plus de l'utilisation d'assiettes plus petites, peser consciemment les aliments peut également être utile pour développer une idée des bonnes quantités. Des applications et des calculateurs en ligne peuvent aider à déterminer les besoins caloriques individuels et à analyser la composition nutritionnelle des repas. La préparation des repas à l'avance peut également faciliter le contrôle des portions, car cela permet de déterminer précisément la quantité d'ingrédients utilisés. Planifier et préparer ses repas évite les décisions spontanées qui mènent souvent à des portions plus grandes. À long terme, une prise de conscience des tailles des portions conduit à une meilleure compréhension de ses propres besoins et à un changement alimentaire durable. Une combinaison de tailles de portions adaptées, de repas équilibrés et d'un rythme de repas régulier contribue de manière significative au succès d'une alimentation adaptée au métabolisme et soutient le contrôle du poids à long terme. Au fil du temps, un sentiment intuitif pour les bonnes tailles de portions se développe, ce qui facilite leur mise en œuvre au quotidien. Le contrôle conscient des tailles des portions est donc une étape importante vers une gestion du poids saine et durable.

Bon à savoir

Glucides complexes

Les glucides complexes fournissent de l'énergie au corps et sont digérés lentement, contrairement aux glucides simples. Cela permet de maintenir un niveau de sucre dans le sang stable et une sensation de satiété plus durable, ce qui est important pour le contrôle du poids dans un programme de métabolisme sans HCG. Les produits à grains entiers, les légumineuses et les légumes sont de bonnes sources de glucides complexes.

Glucides simples

Les glucides simples sont rapidement digérés et entraînent une augmentation rapide du taux de sucre dans le sang. Cela peut provoquer des fringales et des fluctuations d'énergie, ce qui peut nuire au succès d'un programme de métabolisme sans HCG. Les bonbons, les produits à base de farine blanche et les boissons sucrées contiennent de nombreux glucides simples.

Nutriments essentiels

Les nutriments essentiels sont des substances vitales que le corps ne peut pas produire lui-même et doit donc obtenir par l'alimentation. Dans un programme de métabolisme sans HCG, un apport suffisant de ces nutriments est particulièrement important pour éviter les carences et soutenir le métabolisme de manière optimale. Des exemples de nutriments essentiels incluent certaines vitamines, minéraux, acides gras et acides aminés.

Portions recommandées pour l'équilibre métabolique

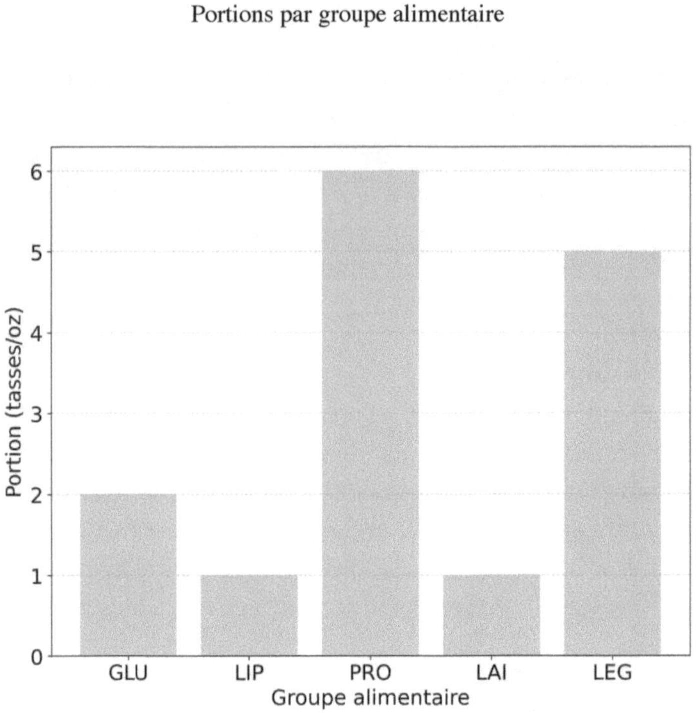

GLU: Glucides (fruits à faible IG)

LEG: Légumes (non féculents)

PRO: Protéines (viande maigre, poisson, volaille)

LAI: Produits laitiers (non sucrés)

LIP: Lipides sains (noix, graines, huiles)

Ce graphique représente visuellement les portions recommandées pour un régime métaboliquement équilibré. Les portions de protéines sont généralement les plus importantes, soulignant l'importance des protéines dans ce type de régime. Les plus petites portions de glucides et de lipides reflètent l'accent mis sur le contrôle de ces macronutriments. Les légumes ont une portion recommandée généreuse, soulignant leur importance pour les fibres et les micronutriments. Comprendre ces portions est essentiel pour obtenir les effets métaboliques souhaités.

Conseils concrets

- Associez vos repas à des émotions et des expériences positives pour établir une relation saine avec la nourriture à long terme.
- Aménagez votre espace cuisine de manière à ce que les aliments sains soient bien visibles et à portée de main, tandis que les aliments moins favorables sont relégués en arrière-plan.
- Développez une stratégie d'action alternative pour chacune de vos situations problématiques habituelles (par exemple, le stress, l'ennui) qui n'implique pas la nourriture.
- Créez un répertoire de recettes rapides et simples pour des repas adaptés au métabolisme, que vous pouvez préparer même les jours stressants.
- Profitez de la diversité de la nature et intégrez des aliments saisonniers et régionaux dans vos repas pour garantir variété et apport nutritionnel optimal.
- Expérimentez différentes méthodes de préparation pour redécouvrir les mêmes aliments et éviter la monotonie des saveurs.
- Prenez vos repas à un endroit fixe et sans distractions telles que la télévision ou le smartphone, afin de manger de manière plus consciente et de percevoir les signaux de satiété.
- Échangez régulièrement avec des amis ou de la famille sur votre changement alimentaire et laissez-vous inspirer par leurs expériences positives.

2. 2 Régime cétogène

Le régime cétogène exploite la combustion naturelle des graisses du corps en le plaçant dans un état de cétose. Grâce à la réduction drastique des glucides, le métabolisme est réajusté : au lieu de la glucose, ce sont maintenant des cétones, formées à partir des réserves de graisse, qui servent de source d'énergie principale. Cela peut conduire à une réduction de poids, à une amélioration de la sensibilité à l'insuline et à d'autres avantages pour la santé, mais cela comporte également des défis. Un régime cétogène nécessite un ajustement précis des macronutriments, en particulier un apport suffisant en protéines pour maintenir la masse musculaire. Le changement de métabolisme peut également entraîner des effets secondaires initiaux. Découvrez dans ce chapitre comment intégrer de manière optimale le régime cétogène dans votre cure de métabolisme et profiter de ses avantages.

La clé du succès d'un régime cétogène réside dans l'équilibre optimal entre la réduction des glucides, un apport protéique suffisant et l'activation du métabolisme des graisses pour une combustion durable des graisses et une amélioration de la santé.

Activer le métabolisme des graisses

Le métabolisme des graisses est activé lorsque le corps utilise des acides gras et des cétones pour produire de l'énergie au lieu du glucose [s24]. Ce changement métabolique se produit lorsque les réserves de glycogène du foie sont épuisées et que la lipolyse, la dégradation des graisses dans les tissus adipeux, augmente – typiquement 12 à 36 heures après le dernier repas [s24]. Dans le cadre d'un régime cétogène, ce processus est induit de manière ciblée. Grâce à une réduction drastique de l'apport en glucides (<30 g/jour) et à une augmentation simultanée de l'apport en graisses (par exemple, ~44%) [s25], le corps est mis dans un état de cétose. Dans cet état, les cétones deviennent la principale source d'énergie pour le cerveau et le corps, semblable à ce qui se passe lors du jeûne ou d'un exercice physique d'endurance [s24]. Les régimes cétogènes (RC) réduisent la production d'insuline et améliorent la sensibilité à l'insuline [s26]. Cela réduit la graisse corporelle, en particulier la graisse viscérale qui entoure les organes internes [s26]. En plus de la perte de poids, les RC ont également des effets anti-inflammatoires et réduisent le stress oxydatif [s26]. Chez les femmes atteintes du syndrome des ovaires polykystiques (SOPK), un régime cétogène très faible en calories (RCVLC) peut influencer positivement l'équilibre hormonal en réduisant la résistance à l'insuline et en favorisant l'ovulation [s26]. Les femmes postménopausées peuvent également bénéficier d'un RC pour réduire le risque de maladies cardiométaboliques en diminuant le poids corporel et la graisse viscérale [s26]. De plus, un régime spécifique qui utilise certains acides gras comme sources d'énergie alternatives peut restaurer la fonction mitochondriale et le métabolisme énergétique [s27]. Cela a été observé dans des modèles animaux par une amélioration de la fonction motrice [s27]. La qualité de vie et la durée de vie de certains groupes de patients pourraient également être améliorées par la combinaison d'un régime riche en calories avec des thérapies médicamenteuses [s27]. Un régime

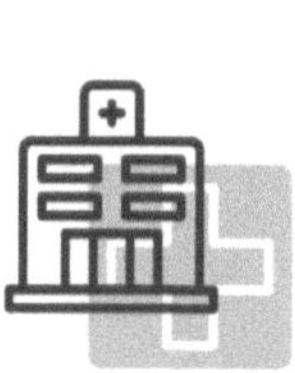

cétogène peut entraîner une réduction significative du poids corporel, de la glycémie, de l'insuline, du C-peptide et du proinsuline chez les hommes en surpoids ou obèses souffrant d'hypogonadisme métabolique [s25]. La normalisation des niveaux de proinsuline indique une amélioration de la fonction des cellules bêta dans le pancréas, ce qui pourrait réduire le risque de diabète de type 2 [s25]. Ainsi, le régime cétogène a le potentiel d'influencer durablement le métabolisme et d'offrir divers avantages pour la santé.

Bon à savoir

Cétones

Les cétones sont des composés organiques formés lors de la combustion des graisses dans le foie. Elles servent de source d'énergie alternative pour le cerveau et les muscles lorsque le glucose n'est pas suffisamment disponible, comme c'est le cas dans un régime cétogène.

Glycogène

Le glycogène est la forme de stockage du glucose dans le corps, principalement dans le foie et les muscles. Dans un régime cétogène, les réserves de glycogène sont réduites pour inciter le corps à brûler des graisses.

Lipolyse

La lipolyse est le processus de dégradation des graisses dans les tissus adipeux, où les triglycérides sont décomposés en glycérol et en acides gras libres. Ces acides gras servent ensuite de source d'énergie, en particulier dans un régime cétogène.

Progression du niveau de cétone

Augmentation typique du niveau de cétone pendant un régime cétogène.

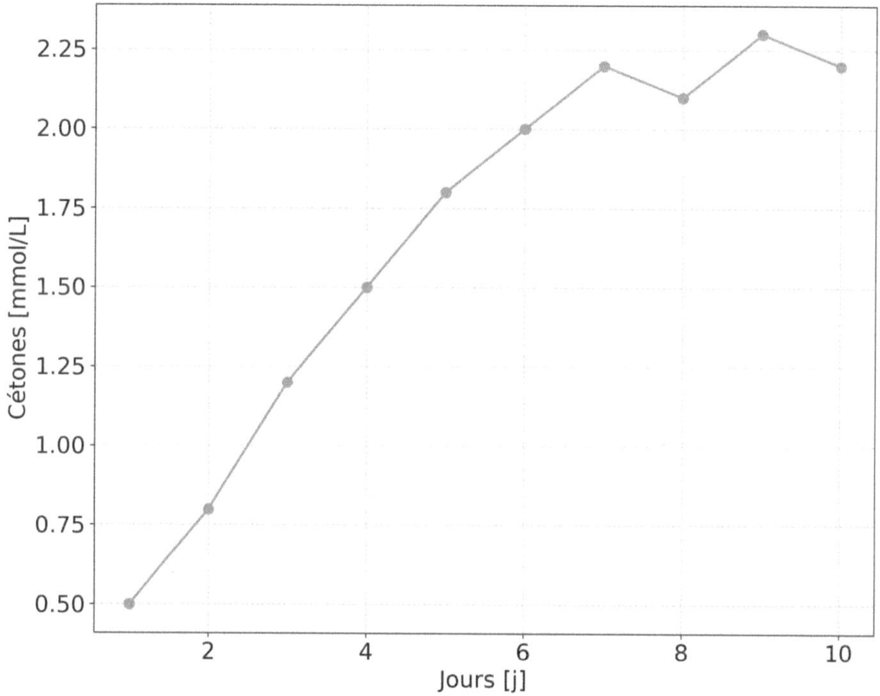

Le graphique montre une augmentation régulière des niveaux de cétone dans le sang au cours de la première semaine, indiquant une adaptation réussie à un régime cétogène. Les niveaux se stabilisent vers le jour 7, ce qui suggère que le corps est passé d'une source de carburant principale de glucose à des cétones.

Réduction des glucides

La réduction des glucides est le cœur de l'alimentation cétogène et la clé de la cétose. En limitant fortement l'apport en glucides, à moins de 30 grammes par jour, on force le corps à adapter son métabolisme. Normalement, l'organisme tire son énergie du glucose, qui provient des glucides. En l'absence de cette source d'énergie primaire, il puise dans ses réserves de graisse. Ce processus, la lipolyse, décompose la graisse corporelle stockée en acides gras et en glycérol. Le foie transforme ensuite ces acides gras en cétones, qui servent de source d'énergie alternative pour le cerveau et les muscles. [s28] Ce changement de métabolisme peut avoir des effets positifs sur la santé, en particulier pour les femmes atteintes du syndrome des ovaires polykystiques (SOPK). Un régime pauvre en glucides peut améliorer la résistance à l'insuline, un problème fréquent chez les femmes atteintes de SOPK, et ainsi influencer positivement l'équilibre hormonal, ce qui se traduit par une régularité accrue du cycle menstruel et un taux de grossesse amélioré. [s29] De plus, la perte de poids, souvent associée à un régime cétogène, peut également contribuer à améliorer la fertilité. [s29] Une réduction des glucides peut donc non seulement modifier le métabolisme, mais aussi influencer positivement la santé reproductive. Ceux qui réduisent leur apport en glucides devraient éviter les aliments hautement transformés, le sucre et les féculents, et privilégier les légumes, les noix et les graisses saines.

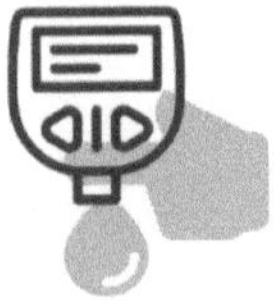

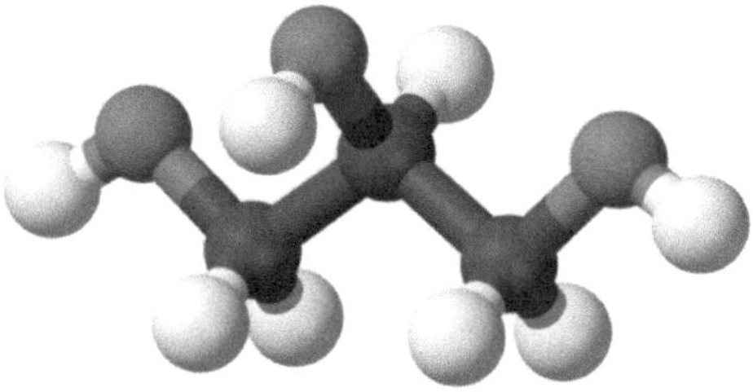

Glycérol [i17]

Teneur en glucides

Glucides pour 100g

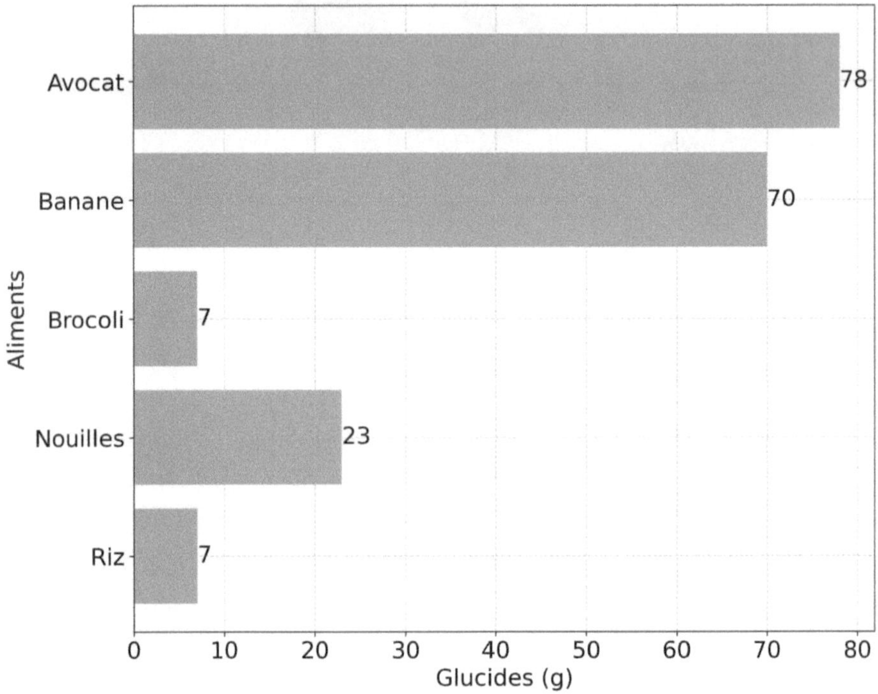

AVO: Avocat

BAN: Banane

BRO: Brocoli

NUD: Nouilles

REI: Riz

Le diagramme à barres visualise la teneur en glucides de différents aliments, utile pour un régime cétogène. Des aliments comme l'avocat et le brocoli ont une teneur en glucides nettement inférieure à celle des pâtes ou du riz. Cela souligne la nécessité de choisir soigneusement les aliments dans le cadre d'un régime pauvre en glucides.

Couvrir les besoins en protéines

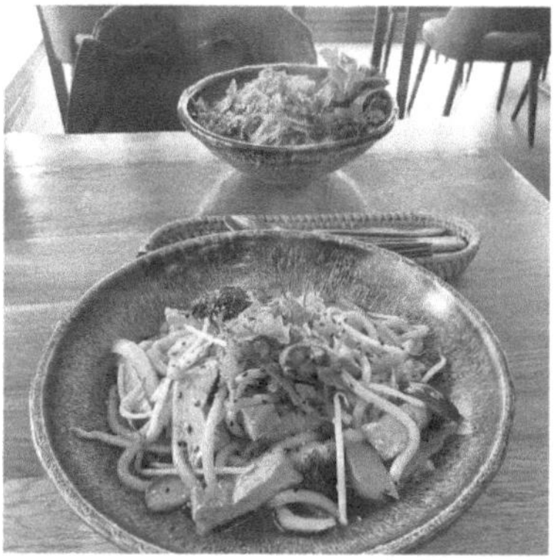

Tofu [i19]

Un apport suffisant en protéines est essentiel pendant un régime cétogène pour prévenir la perte de masse musculaire, tandis que le corps utilise les graisses comme principale source d'énergie. Comme le montrent les études, le besoin en protéines recommandé est d'environ 1,6 gramme par kilogramme de poids corporel par jour [s30]. Cette quantité garantit que le corps dispose de suffisamment de matériaux pour maintenir la protéine musculaire tout en maintenant la ketose [s31]. Un apport protéique insuffisant peut entraîner une dégradation de la masse musculaire, ce qui ralentit le métabolisme et entrave la perte de poids. À l'inverse, un apport excessif en protéines peut interrompre la cétose, car le corps peut convertir les protéines excédentaires en glucose. Une femme pesant 60 kg devrait donc consommer environ 96 grammes de protéines par jour. Cette quantité de protéines peut être facilement intégrée dans le plan alimentaire cétogène en incluant, entre autres, de la viande, du poisson, des œufs, des produits laitiers et des aliments végétaux riches en protéines comme le tofu ou le tempeh [s32]. En particulier, dans le cadre d'un régime cétogène très faible en calories (VLCKD), tel que décrit dans la source [s30] avec environ 1000-1200 kcal par jour, un apport protéique adéquat est crucial pour assurer la préservation musculaire et soutenir les effets positifs sur la insulinempfindlichkeit et la fonction des cellules bêta [s31]. Un apport protéique supérieur à 25 % de l'apport énergétique total peut, comme le suggèrent les études, même avoir un impact

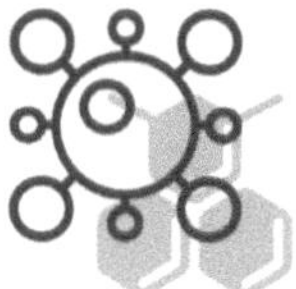

positif sur la fertilité [s32]. Ainsi, le régime cétogène, combiné à un apport protéique adéquat, offre non seulement des avantages pour la perte de poids, mais soutient également la santé générale et le bien-être.

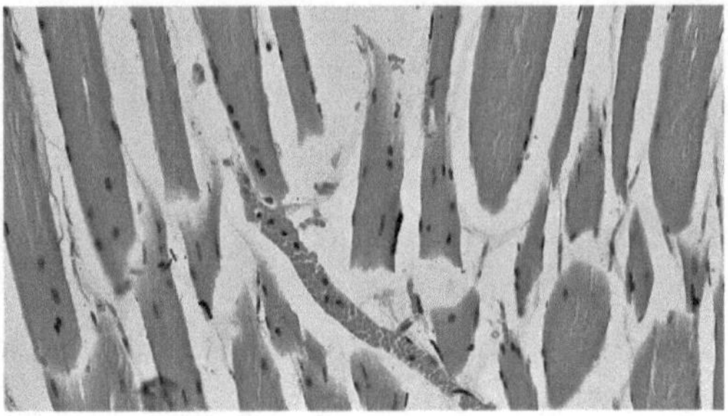

masse musculaire [i18]

Bon à savoir

Fonction des cellules bêta

Se réfère à la fonction des cellules bêta dans le pancréas, responsables de la production et de la libération d'insuline. Une fonction saine des cellules bêta est cruciale pour la régulation du taux de sucre dans le sang. Dans le contexte d'un régime, l'alimentation cétogène peut améliorer la fonction des cellules bêta et ainsi contribuer à la perte de poids et à un meilleur contrôle de la glycémie.

Sources de protéines cétogènes

Répartition idéale des protéines en céto.

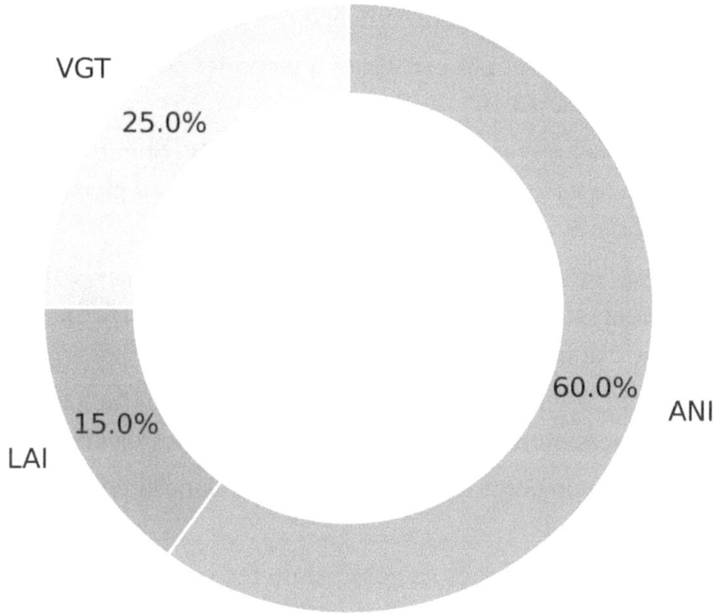

- ANI: Sources animales (viande, poisson, volaille)
- LAI: Produits laitiers (fromage, œufs, yaourt grec)
- VGT: Végétaux (noix, graines, légumes)

Ce graphique met en évidence la répartition recommandée de l'apport en protéines pour un régime cétogène, en mettant l'accent sur un équilibre entre les différentes sources afin d'assurer un apport adéquat en acides aminés essentiels et en micronutriments. Une part importante provient de sources animales connues pour leur valeur biologique élevée, tandis que les protéines végétales et les produits laitiers contribuent aux besoins globaux en protéines et à la diversité alimentaire. Cet équilibre soutient le maintien de la masse musculaire et la santé globale tout en respectant les principes cétogènes.

Conseils concrets

- Modifiez vos habitudes alimentaires progressivement en rendant d'abord un repas par jour cétogène.
- Intégrez un « jour cétogène » par semaine, où vous vous nourrissez exclusivement de manière cétogène.
- Préparez des collations cétogènes à emporter pour éviter les fringales de produits sucrés.
- Échangez les accompagnements traditionnels comme les pâtes ou les pommes de terre contre des alternatives faibles en glucides comme le riz de chou-fleur ou les nouilles de courgette.
- Créez vos propres variations de desserts cétogènes avec des édulcorants sans sucre et des ingrédients comme la farine de coco ou la farine d'amande.
- Utilisez le régime cétogène comme une occasion d'améliorer vos compétences culinaires et d'essayer de nouvelles recettes.
- Participez à un cours de cuisine spécialisé dans la préparation de plats cétogènes.
- Remplacez les boissons sucrées par du thé non sucré, de l'eau citronnée ou des limonades aux herbes faites maison.
- Rendez votre panier de courses compatible avec le régime cétogène en rédigeant une liste avant d'acheter et en vous y tenant.
- Apprenez à interpréter les tableaux nutritionnels des aliments pour mieux évaluer leur teneur en glucides.
- Cherchez à échanger avec d'autres personnes suivant un régime cétogène pour vous motiver mutuellement et partager des conseils.

2. 3 Choix des aliments

Le choix des aliments appropriés est essentiel pour le succès d'un programme de métabolisme sans HCG. Il influence non seulement le métabolisme et la régulation du poids, mais aussi le bien-être général. Il est important de privilégier les aliments riches en nutriments et d'éviter certains groupes alimentaires pour soutenir au mieux le corps. En plus du choix des aliments, la préparation et la combinaison de différents aliments jouent également un rôle important. Les épices et les herbes peuvent avoir un effet positif supplémentaire sur le métabolisme. Le choix optimal des aliments peut représenter un défi, mais il offre également le potentiel de succès durables. Découvrez ci-dessous comment sélectionner et combiner les bons aliments pour soutenir au mieux votre programme de métabolisme.

Pour un programme de métabolisme réussi, il est essentiel de choisir consciemment des aliments riches en nutriments, avec une faible teneur en matières grasses et une haute densité nutritionnelle, tout en évitant les produits riches en sucre et fortement transformés ainsi que les glucides raffinés. L'intégration d'aliments fermentés, d'épices et d'herbes peut également avoir un impact positif sur le métabolisme.

Aliments stimulant le métabolisme

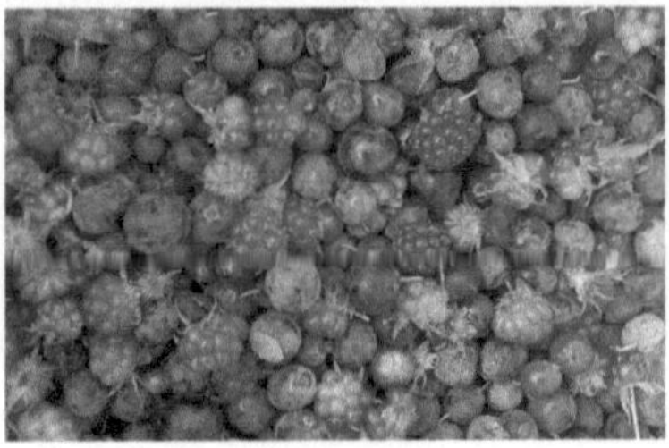

Baies [i20]

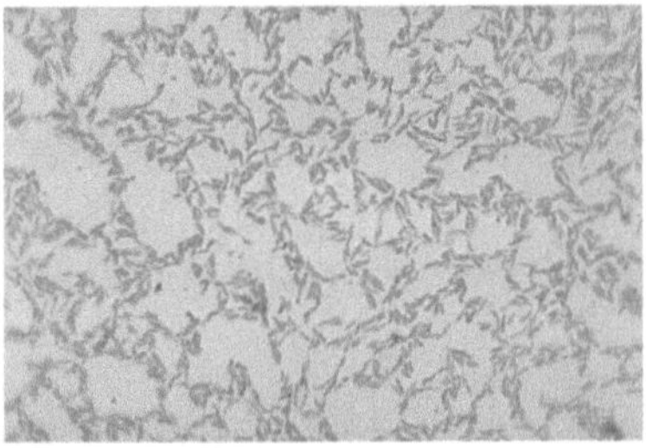

bactéries intestinales [i21]

Les aliments stimulant le métabolisme ne doivent pas être confondus avec des remèdes miracles, mais ils peuvent influencer positivement le métabolisme et ainsi contribuer à une régulation saine du poids [s33]. Un aspect important est le choix d'aliments riches en nutriments tout en ayant une faible teneur en matières grasses. Cela réduit souvent le désir de produits riches en calories, ce qui peut diminuer l'apport énergétique et favoriser la perte de poids [s33]. Un petit-déjeuner rassasiant à base de flocons d'avoine avec des baies et des noix, par exemple, permet de rester rassasié plus longtemps et prévient les fringales. En plus de la densité nutritionnelle, les aliments fermentés jouent également un rôle intéressant. Grâce au processus de fermentation, des composés bioactifs et des nutriments se forment, soutenant la croissance de bactéries intestinales bénéfiques [s34]. Cette amélioration de la santé intestinale peut à son tour avoir un effet positif sur le métabolisme [s34]. La fermentation augmente également la digestibilité en décomposant les glucides complexes et les protéines – les nutriments sont ainsi mieux disponibles pour le corps [s34]. De plus, les aliments fermentés fournissent souvent des probiotiques qui optimisent davantage le microbiome intestinal et favorisent ainsi la santé [s34]. Les acides gras à chaîne courte (AGCC) qui en résultent soutiennent également la santé intestinale et contribuent à un métabolisme fonctionnel [s34]. Les polyphénols présents dans les aliments fermentés ont également un effet positif sur la flore intestinale en favorisant la croissance de bactéries bénéfiques tout en inhibant les bactéries nuisibles [s34]. Les aliments fermentés peuvent donc servir de "taxi" pour les probiotiques, leur permettant de survivre au passage dans l'estomac et de déployer pleinement leur effet dans l'intestin [s34].

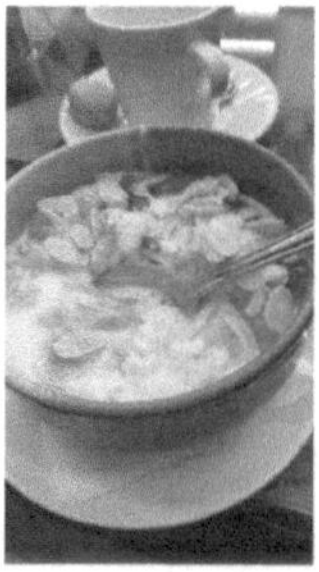

Flocons d'avoine [i22]

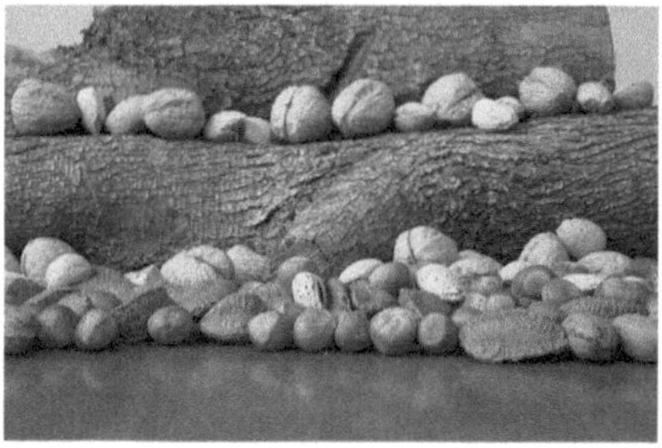

Noix [i23]

Bon à savoir

Aliments fermentés

Les aliments fermentés comme la choucroute, le kimchi ou le yaourt sont produits sous l'influence de micro-organismes. Ceux-ci modifient la composition des aliments et génèrent des substances bénéfiques pour la santé. Dans le cadre d'un programme de métabolisme sans HCG, les aliments fermentés peuvent améliorer la santé intestinale et soutenir le métabolisme.

Composés bioactifs

Les composés bioactifs sont des substances présentes dans les aliments qui peuvent avoir des effets positifs sur la santé. Ils se forment notamment lors de la fermentation et peuvent influencer le métabolisme, le système immunitaire et d'autres fonctions corporelles. Dans le cadre d'un programme de métabolisme sans HCG, ils peuvent soutenir la régulation du poids et le bien-être général.

Densité nutritionnelle

La densité nutritionnelle fait référence à la quantité de vitamines, de minéraux et d'autres nutriments importants par rapport aux calories d'un aliment. Une haute densité nutritionnelle est importante dans un programme de métabolisme sans HCG pour fournir au corps des nutriments optimaux tout en réduisant l'apport calorique. Cela soutient la perte de poids et le maintien des fonctions corporelles.

Effet thermique des aliments

Dépense énergétique de la digestion

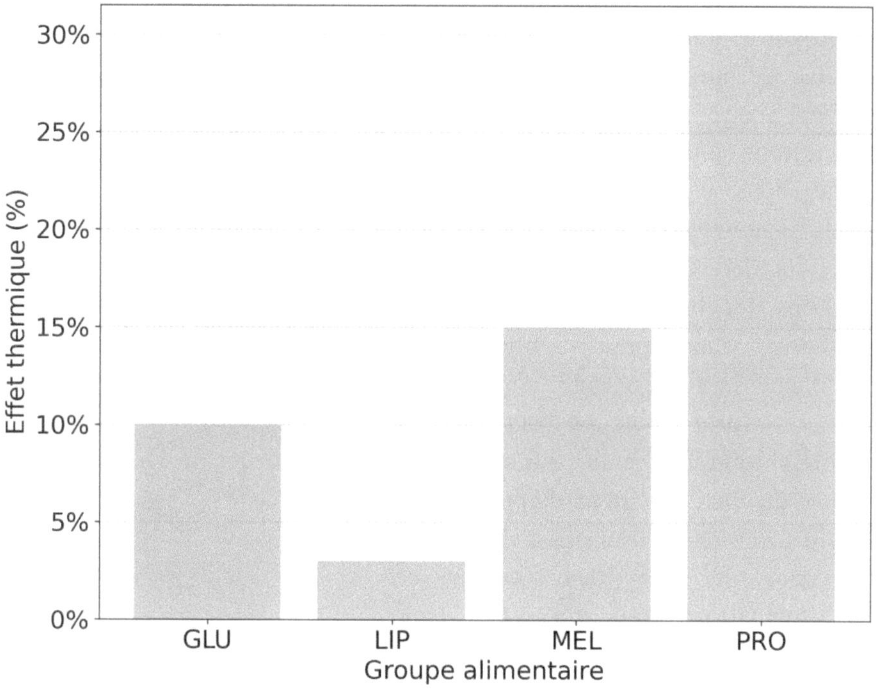

CAR: Glucides (ex: céréales complètes, légumes)

FAT: Lipides (ex: avocat, noix)

MIX: Repas Mixte (Macros équilibrés)

PRO: Protéines (ex: viandes maigres, poisson)

Les aliments riches en protéines ont un effet thermique significativement plus élevé que les glucides et les lipides. Cela signifie que le corps utilise plus d'énergie pour transformer les protéines, ce qui peut être bénéfique pour la gestion du poids lorsqu'elles sont intégrées dans le cadre d'une alimentation équilibrée.

Aliments interdits

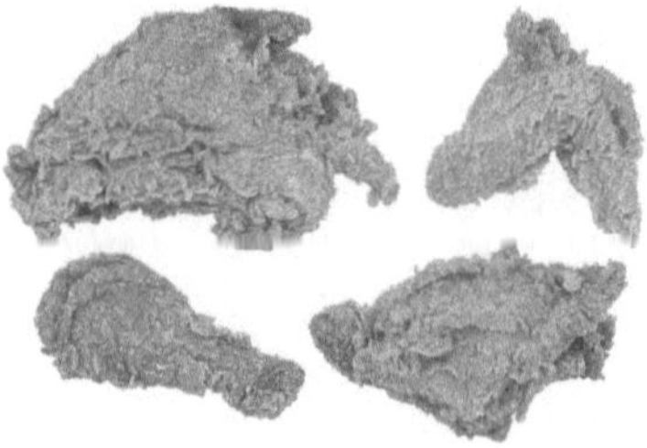

Aliments frits [i24]

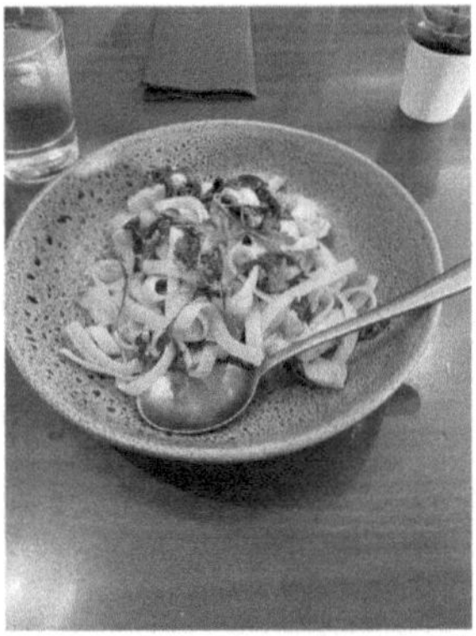

Fruits de mer [i25]

Dans le cadre d'un programme de métabolisme sans HCG, le choix des aliments est crucial pour le succès. Certaines catégories d'aliments doivent être évitées pendant le programme afin de ne pas nuire au métabolisme et de soutenir la perte de poids souhaitée. En particulier, les aliments riches en sucre, tels que les bonbons, les boissons gazeuses et les produits hautement transformés contenant du sucre ajouté, sont tabous [s35]. La forte teneur en sucre de ces produits entraîne une augmentation rapide du taux de sucre dans le sang, suivie d'une chute tout aussi rapide, ce qui peut provoquer des fringales et des fluctuations d'énergie [s35]. Une poignée de baies fournit des vitamines et des antioxydants précieux, tandis qu'une barre chocolatée offre principalement des calories "vides" et du sucre. Les aliments contenant une forte proportion de glucides raffinés, comme le pain blanc ou les pâtes, devraient également être réduits, car ils agissent de manière similaire sur le taux de sucre dans le sang [s35]. Au lieu de cela, les produits à grains entiers devraient être privilégiés, car ils sont riches en fibres et contribuent à une satiété prolongée. De plus, les aliments riches en graisses, en particulier les aliments frits, ainsi que la viande rouge, devraient être limités [s35]. Ceux-ci mettent à rude épreuve le métabolisme et peuvent ralentir la perte de poids [s35]. Fait intéressant, les fruits de mer sont autorisés contrairement à la viande rouge et

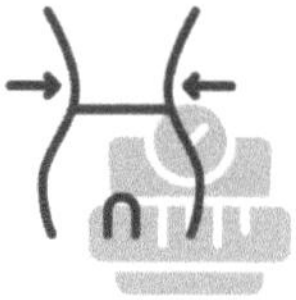

peuvent constituer un ajout précieux au régime en raison de leur haute teneur en protéines et en iode [s36]. Les recommandations de l'Église orthodoxe concernant l'alimentation végétarienne pendant les périodes de jeûne montrent qu'un régime sans viande peut également être sain et équilibré [s36]. Ce mode alimentaire peut servir d'inspiration pour intégrer davantage de sources de protéines végétales dans le régime alimentaire.

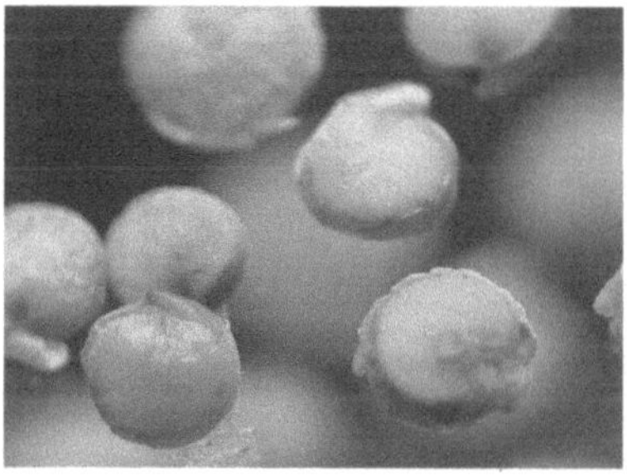

Produits à base de céréales complètes [i26]

Bon à savoir

Aliments frits

Les aliments frits contiennent souvent des graisses malsaines et de nombreuses calories, ce qui peut nuire au métabolisme et entraver la perte de poids. Ils devraient être évités pendant le programme de métabolisme sans HCG pour soutenir au mieux le corps.

Fruits de mer

Les fruits de mer sont riches en protéines et en iode, ce qui soutient la fonction thyroïdienne. Ils constituent une bonne alternative à la viande rouge pendant le programme de métabolisme et fournissent des nutriments importants sans nuire au métabolisme.

Glucides raffinés

Les glucides raffinés, comme les produits à base de farine blanche, sont rapidement métabolisés et peuvent entraîner des pics de sucre dans le sang qui nuisent au métabolisme et favorisent les fringales. Dans un programme de métabolisme sans HCG, ils devraient donc être réduits.

Viande rouge

Bien que la viande rouge contienne des nutriments importants, elle est également riche en graisses saturées, qui peuvent nuire au métabolisme en grande quantité. Dans le cadre du programme de métabolisme sans HCG, la consommation de viande rouge devrait être réduite et remplacée par de la viande maigre ou des alternatives.

Aliments interdits

Ingrédients problématiques

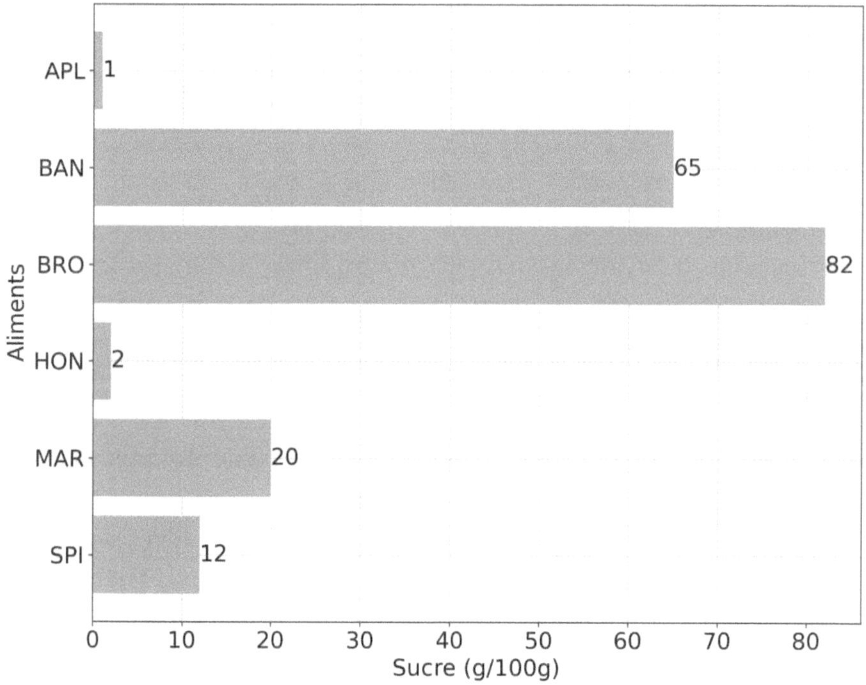

APL: Pomme

BAN: Banane

BRO: Brocoli

HON: Miel

MAR: Confiture

SPI: Épinards

Le diagramme à barres visualise la teneur en sucre de différents aliments. Le miel et la confiture présentent la teneur en sucre la plus élevée et doivent donc être évités. Les fruits contiennent une quantité modérée de sucre et peuvent être consommés avec modération. Les légumes ont la plus faible teneur en sucre et sont autorisés sans restriction.

Épices et herbes

Les épices et les herbes enrichissent non seulement la saveur des plats, mais peuvent également influencer positivement le métabolisme, constituant ainsi un complément précieux dans le cadre d'un programme de métabolisme sans HCG. De nombreuses épices et herbes contiennent des substances bioactives qui peuvent avoir divers effets sur l'organisme [s37]. Par exemple, le gingembre et le piment peuvent stimuler la thermogenèse, c'est-à-dire la production de chaleur dans le corps, et ainsi augmenter légèrement la consommation d'énergie. La cannelle, quant à elle, peut améliorer la insulinempfindlichkeit et réduire les fluctuations de la glycémie, ce qui peut prévenir les fringales. Des herbes comme le romarin et l'origan contiennent également des composés antioxydants qui peuvent contrer les dommages cellulaires et favoriser la santé générale [s37]. Le curcuma, un ingrédient de la poudre de curry, contient curcumine, qui est reconnue pour ses propriétés anti-inflammatoires. En combinant habilement différentes épices et herbes, il est possible d'affiner des plats quotidiens tout en soutenant le programme de métabolisme. Par exemple, un filet de poulet assaisonné de romarin, de thym et d'un peu de piment offre non seulement une expérience gustative aromatique, mais peut également stimuler le métabolisme et soutenir la combustion des graisses. Cependant, il est important de noter que les épices et les herbes à elles seules ne produisent pas de miracles – elles sont un complément à une alimentation équilibrée et à un mode de vie sain.

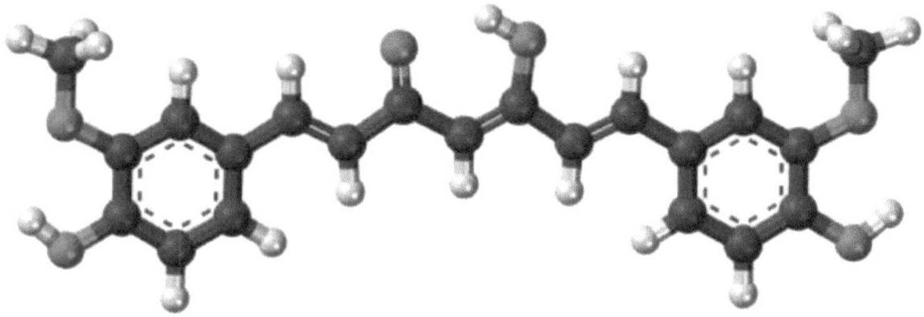

Curcumine [i27]

Bon à savoir

Composés antioxydants

Les composés antioxydants protègent les cellules du corps contre les dommages causés par les radicaux libres. Ils contribuent à la santé générale et peuvent réduire les processus inflammatoires qui peuvent nuire au métabolisme. Des herbes comme le romarin et l'origan sont riches en composés antioxydants.

Curcumine

La curcumine est le pigment jaune du curcuma, qui est reconnu pour ses propriétés anti-inflammatoires et antioxydantes. Les inflammations peuvent nuire au métabolisme, c'est pourquoi la curcumine peut être utile avec modération lors d'un programme de métabolisme.

Substances bioactives

Les substances bioactives sont des composés présents dans les aliments qui peuvent avoir des effets positifs sur la santé au-delà de la simple valeur nutritionnelle. De nombreuses substances bioactives se trouvent dans les épices et les herbes, influençant le métabolisme et soutenant ainsi un programme de métabolisme.

Impact des épices et des herbes sur le métabolisme

Effet et fréquence d'utilisation des épices et des herbes sur le métabolisme pendant un régime non-HCG.

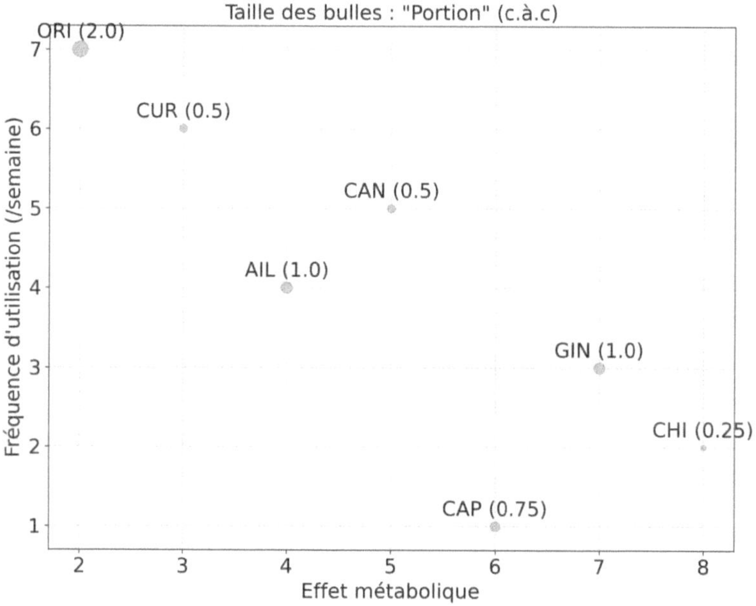

Blasengröße: Portion (c.à.c)

AIL: Ail

CAP: Cayenne

CUR: Curcuma

ORI: Origan

CAN: Cannelle

CHI: Piment

GIN: Gingembre

En général, les épices et les herbes fréquemment utilisées ont tendance à avoir un effet métabolique plus doux. Le gingembre, bien que moins fréquemment utilisé, présente un fort impact positif. À l'inverse, la cannelle, malgré une utilisation fréquente, montre un effet modéré. Le piment, bien que moins fréquent, affiche également une forte influence. Cela suggère que l'incorporation stratégique d'épices spécifiques, comme le gingembre et le piment, peut considérablement améliorer la fonction métabolique, même avec une utilisation moins fréquente.

Conseils concrets

- Composez votre propre boîte à aliments, remplie de composants riches en nutriments et digestes, bénéfiques pour votre métabolisme.
- Partez en voyage culinaire et explorez le monde des légumes oubliés et des anciennes variétés de céréales.
- Laissez-vous inspirer par la nature et alignez votre choix alimentaire sur l'offre saisonnière de votre marché local.
- Transformez vos courses en une expérience sensorielle : sentez, touchez et observez les aliments consciemment avant de les choisir.
- Établissez une relation personnelle avec vos aliments en découvrant leur origine et leur processus de fabrication.
- Expérimentez avec des combinaisons d'épices inhabituelles et créez ainsi des expériences gustatives uniques qui stimulent votre métabolisme.
- Échangez avec d'autres sur vos découvertes culinaires et laissez-vous inspirer par leurs idées et recettes.
- Intégrez la préparation de vos repas comme un élément essentiel de votre auto-soin et appréciez le processus créatif.
- Créez de petits moments de plaisir au quotidien en prenant vos repas avec calme et réflexion.
- Laissez-vous inspirer par la cuisine traditionnelle de vos ancêtres et redécouvrez des recettes et aliments oubliés.
- Devenez un détective alimentaire et explorez la composition et les valeurs nutritionnelles des produits que vous consommez quotidiennement.

Révision - 2. Concept nutritionnel

Un concept nutritionnel bien pensé est la clé d'un métabolisme sain et d'une gestion durable du poids. L'accent ne devrait pas seulement être mis sur la quantité de calories, mais surtout sur la nature et la répartition des nutriments ainsi que sur le rythme de vos repas. Une répartition équilibrée des macronutriments, tenant compte de vos besoins individuels, est la base d'un taux de sucre dans le sang stable et d'une satiété durable. Réfléchissez à la manière de couvrir vos besoins quotidiens en protéines, en graisses saines et en glucides complexes. Intégrez par exemple des aliments riches en protéines comme le poisson, la viande maigre, les œufs, les légumineuses et les produits laitiers de manière uniforme tout au long de la journée dans vos repas. Faites également attention à la qualité des protéines et combinez éventuellement des sources végétales pour garantir un apport optimal en acides aminés.

Le bon rythme des repas joue également un rôle tout aussi important. Un rythme cohérent aide à réguler vos signaux de faim et à éviter les fringales. Intégrez des pauses repas suffisamment longues dans votre quotidien, par exemple par le biais du jeûne intermittent. Expérimentez avec différents intervalles de jeûne pour découvrir quelle méthode convient le mieux à votre mode de vie. Notez qu'un rythme de sommeil régulier est étroitement lié à votre métabolisme. Évitez donc les repas juste avant de vous coucher et veillez à avoir suffisamment de sommeil.

Le contrôle de la taille de vos portions est un autre aspect important d'un concept nutritionnel réussi. Commencez par des assiettes et des bols plus petits pour influencer votre perception de la quantité consommée. Pesez vos aliments pour développer une meilleure idée des bonnes portions. Concentrez-vous sur des aliments à haute densité nutritionnelle, comme les légumes, les fruits, les céréales complètes et les protéines maigres. Ceux-ci rassasient de manière plus durable tout en fournissant des vitamines et des minéraux essentiels. Planifiez et préparez vos repas à l'avance pour éviter des choix spontanés et malsains.

Le choix conscient de vos aliments est crucial. Réduisez la consommation de produits hautement transformés, de boissons sucrées et de graisses malsaines. Optez plutôt pour des aliments naturels et non transformés et intégrez des épices et des herbes stimulantes pour le métabolisme comme le gingembre, la cannelle, le piment, le romarin ou le curcuma dans vos plats. N'hésitez pas à expérimenter et à essayer de nouvelles recettes. Soyez conscient qu'un changement alimentaire est un processus et que des revers font partie du chemin. Restez engagé et ajustez continuellement votre concept nutritionnel à vos besoins et expériences individuels. Avec patience et persévérance, vous optimiserez votre métabolisme, améliorerez votre bien-être et atteindrez vos objectifs.

3. Programme d'exercice

Saviez-vous que notre corps continue à brûler des calories longtemps après l'entraînement ? Le bon mouvement est la clé d'un métabolisme actif et soutient la perte de graisse naturelle pendant la cure. Des activités quotidiennes douces aux séances d'exercices ciblées, chaque forme de mouvement contribue au succès. Il ne s'agit pas de performances maximales, mais de l'optimisation de l'intensité et de la régularité. Dans ce chapitre, vous découvrirez comment concevoir votre programme de mouvement personnel et ainsi soutenir efficacement votre cure métabolique.

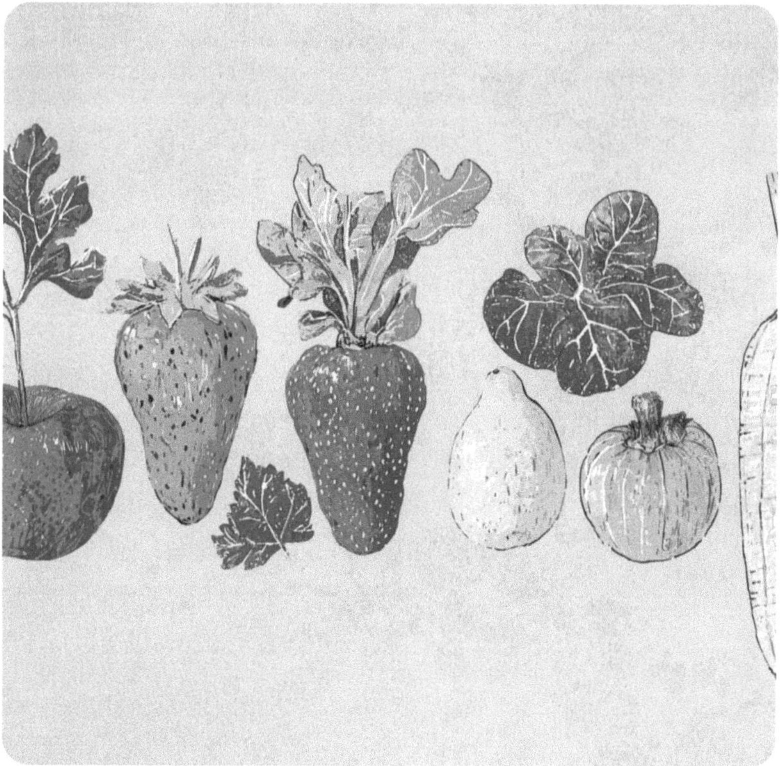

3. 1 Exercices activant le métabolisme

Un métabolisme actif est central pour la régulation du poids et le bien-être général. L'exercice joue un rôle décisif à cet égard. Ce chapitre présente différentes formes d'exercice qui activent spécifiquement le métabolisme et favorisent à la fois la combustion des graisses et la condition physique générale. Les avantages respectifs, l'exécution optimale et les défis possibles sont abordés. L'entraînement d'endurance, de force et de flexibilité se complètent parfaitement et forment ensemble un programme d'exercice efficace. La bonne combinaison de ces formes d'entraînement permet de stimuler le métabolisme, de développer les muscles et d'améliorer la flexibilité. Découvrez maintenant comment activer naturellement votre métabolisme et atteindre vos objectifs de fitness avec le bon programme d'entraînement.

La combinaison d'exercices d'endurance et de musculation avec des exercices de flexibilité maximise l'activation du métabolisme, favorise la combustion des graisses et améliore la condition physique et la santé générales.

Unités d'endurance

Les unités d'endurance favorisent la combustion des graisses et augmentent la condition physique générale. Elles contribuent à améliorer la santé cardiovasculaire et augmentent la capacité d'endurance. Un entraînement régulier stimule le métabolisme, même au repos. Cet effet a un impact positif sur la régulation du poids, car le corps consomme plus d'énergie. L'intensité des unités d'endurance influence les sources d'énergie que le corps utilise principalement. À faible intensité, le corps brûle principalement des graisses, tandis qu'à une intensité plus élevée, les glucides sont davantage sollicités. Un moniteur de fréquence cardiaque peut aider à trouver la zone optimale pour la combustion des graisses. Pour activer efficacement le métabolisme, les unités d'endurance doivent être réalisées sur une période prolongée. Des efforts courts et intenses sont également efficaces pour la condition physique, mais pour une combustion optimale des graisses et une activation du métabolisme, des unités plus longues d'au moins 30 à 45 minutes sont recommandées. La durée peut être ajustée en fonction du niveau de forme physique individuel. Les débutants devraient commencer par des unités plus courtes et augmenter progressivement la durée. Les avancés peuvent augmenter la durée et l'intensité des unités. En plus de la durée, le type d'unité d'endurance joue un rôle. Des activités appropriées incluent par exemple la course, la natation, le cyclisme ou la marche rapide. Il est important de choisir une activité qui procure du plaisir et qui s'intègre bien dans la vie quotidienne. Cela permet de maintenir la motivation à long terme. Des séances d'entraînement variées évitent également un plateau et favorisent les progrès. Par exemple, ceux qui courent régulièrement pourraient remplacer une séance par de la natation ou faire une sortie à vélo. L'intégration des unités d'endurance dans la vie quotidienne nécessite planification et discipline. Des activités quotidiennes comme prendre les escaliers au lieu de l'ascenseur ou aller à pied au supermarché offrent des possibilités supplémentaires de stimuler le métabolisme et de brûler plus de calories. Ces petits changements dans la vie quotidienne s'accumulent et contribuent à long terme à améliorer la condition physique et la régulation du poids. Ceux qui se rendent au travail à vélo économisent non seulement du temps à la salle de sport, mais font également quelque chose pour leur santé et l'environnement. En plus de la combustion des graisses et de l'activation du métabolisme, les unités d'endurance offrent une série d'autres avantages pour la santé. Elles renforcent le système cardiovasculaire, améliorent la fonction pulmonaire et réduisent le risque de maladies chroniques telles que le diabète de type 2, l'hypertension et certains types de cancer. Un entraînement d'endurance régulier a un impact positif sur le système immunitaire, améliore la qualité du sommeil et favorise la gestion du stress. Le sport d'endurance contribue également à améliorer l'humeur et peut atténuer les troubles dépressifs. Pour un effet optimal, les unités d'endurance doivent être intégrées régulièrement dans le planning hebdomadaire. Idéalement, trois à cinq unités par semaine sont recommandées. La répartition des unités sur la semaine peut être ajustée individuellement. Il est important d'écouter son corps et de prévoir des jours de repos pour éviter le surentraînement. Les signes de surentraînement peuvent inclure fatigue, troubles du sommeil, baisse de performance ou une susceptibilité accrue aux infections. Dans de tels cas, il est conseillé de réduire le volume d'entraînement ou de faire une pause. En plus de la fréquence et de la durée des unités d'endurance, l'intensité correcte est également importante. En règle générale, on devrait pouvoir discuter pendant l'entraînement. La respiration doit être un peu plus rapide, mais pas au point de manquer d'air. Au début et à la fin de chaque unité, une phase d'échauffement et un cool-down doivent être intégrés pour préparer le corps à l'effort et le calmer ensuite. Un court étirement après l'entraînement améliore la flexibilité et prévient les courbatures. La combinaison d'unités d'endurance avec un entraînement de force est particulièrement efficace pour stimuler le métabolisme et améliorer la composition corporelle. L'entraînement de force développe la masse musculaire, ce qui

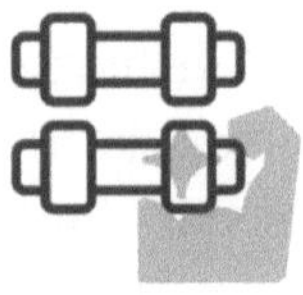

augmente le métabolisme de base et permet ainsi de brûler plus de calories même au repos. Deux à trois séances d'entraînement de force par semaine, sollicitant tous les groupes musculaires importants, sont recommandées. Les exercices avec le poids du corps, tels que les pompes, les squats ou les fentes, sont un moyen efficace de développer la force sans avoir besoin d'équipement. Ceux qui travaillent au bureau peuvent profiter de courtes pauses pour faire quelques exercices d'étirement ou prendre les escaliers au lieu de l'ascenseur. L'alimentation joue un rôle important dans le succès du programme de métabolisme. Une alimentation équilibrée, riche en fruits, légumes, produits céréaliers complets, protéines maigres et graisses saines, fournit au corps les nutriments nécessaires et soutient le métabolisme. Une hydratation adéquate est également importante pour soutenir au mieux les processus métaboliques. L'eau, le thé non sucré ou les jus dilués sont les meilleurs désaltérants. Les boissons sucrées doivent être évitées, car elles peuvent nuire au métabolisme. Ceux qui ressentent encore de la faim le soir après le travail peuvent prendre une petite collation riche en protéines, comme un yaourt nature avec des noix et des baies, pour prévenir les fringales. Un mode de vie sain avec une activité physique régulière et une alimentation équilibrée est la clé d'un métabolisme actif et d'un bien-être à long terme. Les unités d'endurance constituent une base importante pour améliorer la condition physique, favoriser la combustion des graisses et améliorer la santé. En intégrant des unités d'endurance dans la vie quotidienne, associées à une alimentation consciente, des succès durables peuvent être réalisés.

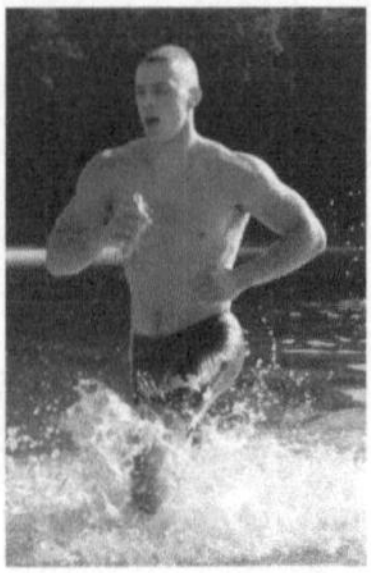

Flexibilité [i28]

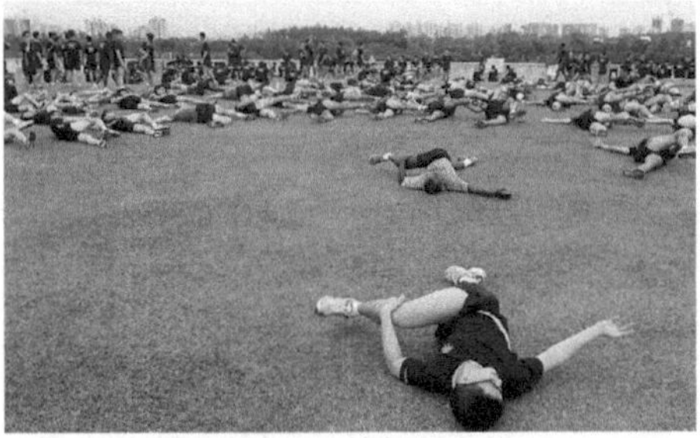

Retour au calme [i29]

Bon à savoir

Cardiovasculaire

Se réfère au cœur et aux vaisseaux sanguins. Une meilleure santé cardiovasculaire grâce à l'exercice d'endurance réduit le risque de maladies cardiaques et d'accidents vasculaires cérébraux dans le cadre d'un programme de métabolisme.

Flexibilité

La mobilité des articulations et des muscles. Un étirement régulier améliore la flexibilité et prévient les blessures, ce qui est particulièrement important dans le cadre d'un programme de métabolisme avec une activité physique accrue.

Hypertension

Une pression artérielle chroniquement élevée, qui augmente le risque de maladies cardiovasculaires. L'entraînement d'endurance peut aider à abaisser la pression artérielle et ainsi soutenir les effets positifs du programme de métabolisme.

Métabolisme de base

La quantité d'énergie dont le corps a besoin au repos. L'entraînement de force augmente le métabolisme de base par le développement de la masse musculaire, ce qui soutient le succès d'un programme de métabolisme, car plus de calories sont brûlées.

Rythme cardiaque et combustion des graisses pendant l'exercice

Corrélation entre le rythme cardiaque et la combustion des graisses pendant diverses intensités d'exercice.

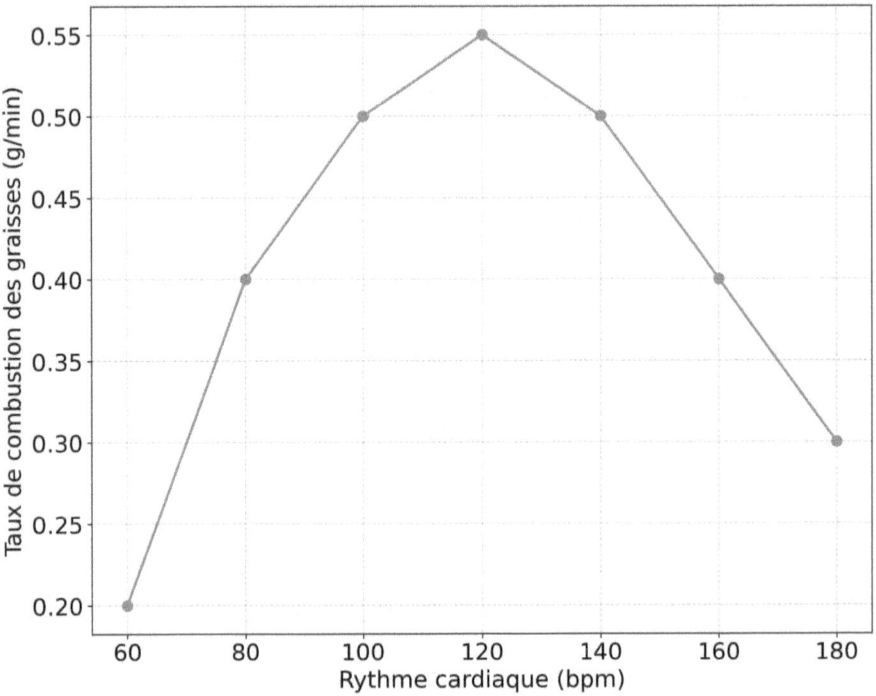

Le graphique montre que la combustion des graisses est maximisée à des intensités d'exercice modérées. Alors que des intensités plus élevées brûlent plus de calories en général, la proportion de graisses brûlées diminue à mesure que le corps utilise davantage de glucides pour produire de l'énergie. Cela souligne l'importance d'intégrer des séances d'entraînement d'intensité modérée pour une perte de graisse optimale.

Entraînement de force

L'entraînement de force sollicite les muscles par des résistances ciblées et stimule ainsi leur croissance et leur renforcement. Ce processus, appelé hypertrophie musculaire, augmente la dépense calorique non seulement pendant l'entraînement, mais aussi au repos. En effet, une plus grande masse musculaire signifie un métabolisme de base plus élevé – le corps brûle donc également plus d'énergie au repos. [s38] En plus de l'effet positif sur le métabolisme et la composition corporelle, l'entraînement de force améliore également la densité osseuse, ce qui est particulièrement pertinent pour les femmes, car elles sont plus souvent touchées par l'ostéoporose en vieillissant. [s39] De plus, un entraînement régulier avec des poids ou avec le poids du corps renforce les articulations et les ligaments, prévenant ainsi les blessures au quotidien. L'intégration de l'entraînement de force dans un programme d'exercice doit être bien planifiée. Deux à trois séances par semaine, impliquant tous les grands groupes musculaires – jambes, dos, poitrine, épaules, bras et abdomen – sont suffisantes. Les débutants devraient commencer avec des poids plus légers ou avec leur propre poids corporel et augmenter progressivement la charge. Il est important d'exécuter correctement les exercices pour éviter les blessures. Ceux qui sont incertains peuvent se

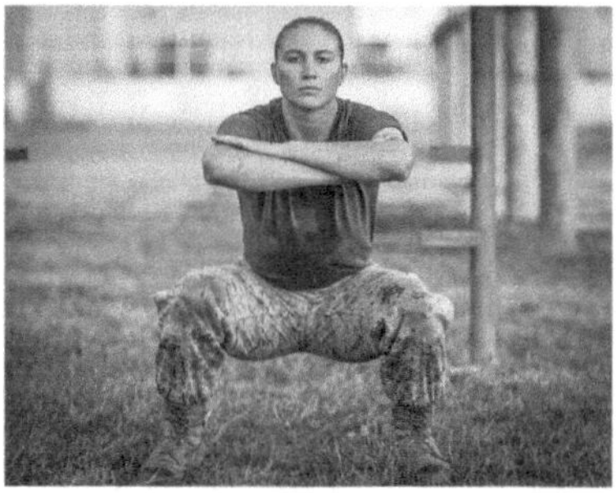

Squat [i30]

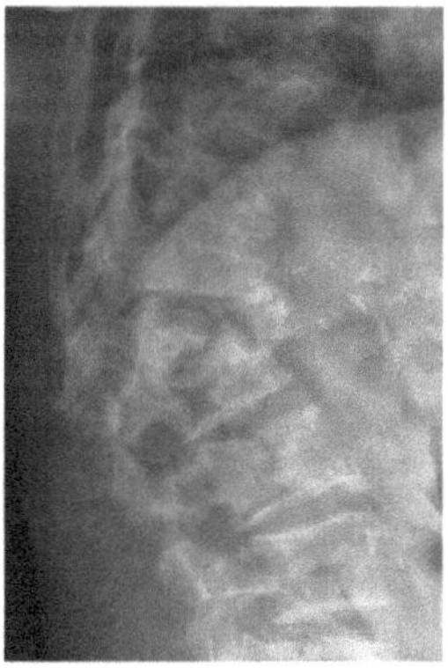

Ostéoporose [i31]

faire guider par un entraîneur dans une salle de sport. Par exemple, lors des squats, il faut veiller à ce que le dos reste droit et que les genoux ne dépassent pas les orteils. Pour la prise de muscle, non seulement l'entraînement lui-même, mais aussi la récupération est cruciale. Les muscles ont besoin de temps pour se remettre et croître après l'effort. Un sommeil suffisant et une alimentation riche en protéines soutiennent ce processus. La prise de médicaments peut également influencer l'effet de l'entraînement de force. Par exemple, une activité physique intense peut réduire la motilité gastrique et retarder l'absorption de certains médicaments. [s40] Ceux qui prennent régulièrement des médicaments devraient donc en parler à leur médecin pour discuter des éventuelles interactions avec l'entraînement. Des réactions hormonales à l'entraînement de force peuvent également être observées, comme une augmentation de testostérone et œstradiol. [s38] Ces réactions peuvent varier selon le sexe, l'intensité de l'entraînement et d'autres facteurs individuels. Ainsi, chez les femmes, les niveaux de testostérone libres et totaux peuvent être augmentés après une séance d'entraînement de force. [s38] Cependant, les effets à long terme sur l'équilibre hormonal n'ont pas encore été largement étudiés. L'entraînement de force peut donc avoir de multiples effets sur le corps, allant au-delà de la simple prise de muscle.

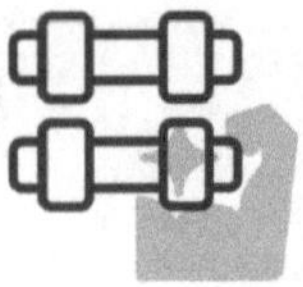

Bon à savoir

Hypertrophie musculaire

L'hypertrophie musculaire est la croissance du tissu musculaire par l'augmentation du volume des fibres musculaires individuelles. Elle est stimulée par un entraînement de force régulier et contribue à une augmentation de la dépense calorique, ce qui peut soutenir la perte de graisse lors d'un programme de métabolisme.

Ostéoporose

L'ostéoporose est une maladie qui affaiblit les os et les rend plus susceptibles aux fractures. L'entraînement de force peut aider à améliorer la densité osseuse et à réduire le risque d'ostéoporose, ce qui est particulièrement important pour maintenir la santé physique lors d'un programme de métabolisme.

Motilité gastrique

La motilité gastrique décrit le mouvement de l'estomac qui transporte la nourriture à travers le tractus digestif. Un entraînement intense peut ralentir ce mouvement et influencer l'absorption des nutriments, qui sont importants pour le succès d'un programme de métabolisme.

Activation métabolique des exercices de musculation

Comparaison de la dépense calorique lors de divers exercices

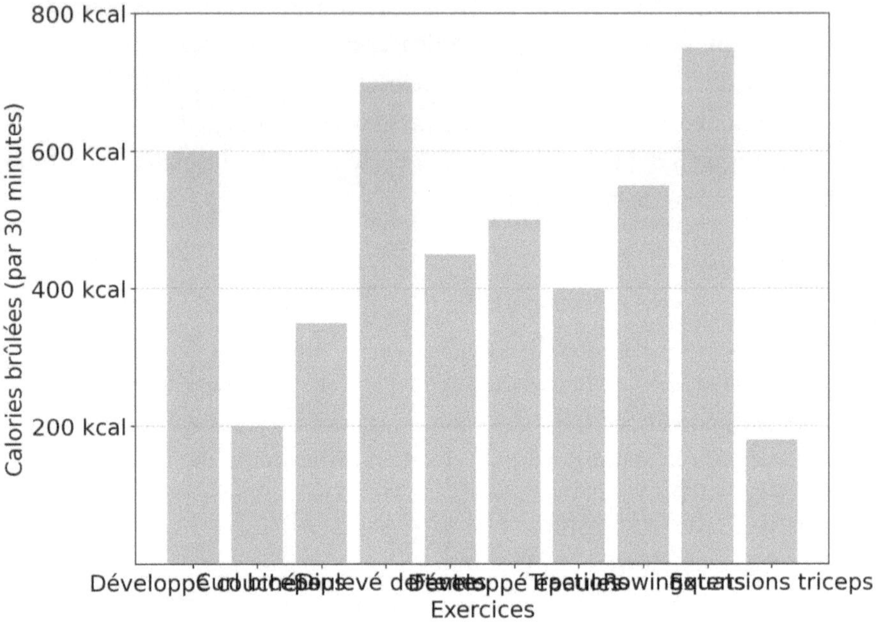

Curl: Curl biceps

DC: Développé couché

DÉ: Développé épaules

Dips: Dips

ExtTri: Extensions triceps

Fentes: Fentes

Rowing: Rowing

SDT: Soulevé de terre

Squats: Squats

Tract: Tractions

Les mouvements composés de haute intensité comme les squats, les soulevés de terre et les développés couchés provoquent la plus grande réponse métabolique, brûlant plus de calories pendant et après l'entraînement. Les exercices d'isolation comme les flexions des biceps et les extensions des triceps, bien que bénéfiques pour la croissance musculaire, ont un impact comparativement plus faible sur l'activation métabolique. Cela suggère de privilégier les exercices composés pour maximiser la dépense calorique et le boost métabolique pendant un programme métabolique sans HCG.

Exercices de mobilité

Les exercices de mobilité préservent et améliorent la fonction articulaire et favorisent la flexibilitaet des muscles. Un amplitude de mouvement sans restriction facilite les activités quotidiennes et prévient les blessures en maintenant les muscles, les tendons et les ligaments souples. L'entraînement à la mobilité peut être intégré dans la vie quotidienne, par exemple par des étirements réguliers au réveil ou avant de se coucher. Les étirements dynamiques, où les articulations sont mobilisées par le mouvement – comme les cercles de bras ou les balancements de jambes – sont particulièrement adaptés comme préparation aux activités sportives. L'étirement statique, où une position d'étirement est maintenue pendant un certain temps, est en revanche plus efficace pour améliorer la mobilité générale et devrait idéalement être effectué après le sport ou les jours sans entraînement. Par exemple, ceux qui passent beaucoup de temps assis bénéficient d'étirements réguliers pour les fléchisseurs de la hanche et les muscles pectoraux afin de contrer les tensions et d'améliorer la posture. Bien que l'accent d'un programme de métabolisme soit mis sur l'activation du métabolisme par l'entraînement d'endurance et de force, l'entraînement à la mobilité ne doit pas être négligé, car il améliore la performance et prévient les blessures. Pendant la grossesse, les exercices de mobilité peuvent avoir un impact positif sur la fonction placentaire et ainsi contribuer à la santé de l'enfant [s41]. Cependant, les femmes enceintes devraient consulter leur médecin pour établir un programme d'entraînement approprié. En combinant différentes formes d'entraînement – endurance, force et mobilité – un programme d'exercice holistique est créé, qui favorise à la fois la condition physique et le bien-être général. Un entraînement régulier, associé à une alimentation équilibrée, soutient la régulation du poids et contribue à un mode de vie sain à long terme.

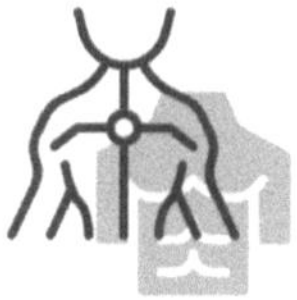

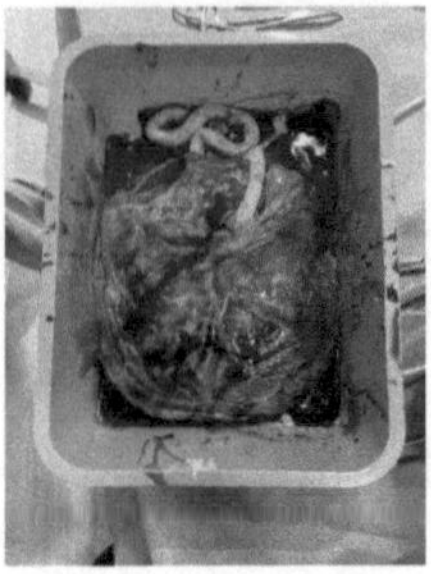

Placenta [i32]

Bon à savoir

Entraînement à la mobilité

L'entraînement à la mobilité peut aider à compenser les déséquilibres musculaires qui peuvent affecter négativement le métabolisme. Un tonus musculaire équilibré soutient une posture et une fonction corporelle optimales.

Étirement statique

Des étirements statiques réguliers après l'entraînement peuvent favoriser la relaxation musculaire et ainsi accélérer la récupération, ce qui a des effets positifs sur le métabolisme.

Étirements dynamiques

Les étirements dynamiques avant l'entraînement préparent les muscles de manière optimale à l'effort et favorisent la circulation sanguine, ce qui augmente l'efficacité de l'entraînement en termes d'activation du métabolisme.

Intensité du mouvement et activation métabolique

Comparaison de l'effet métabolique de différents exercices.

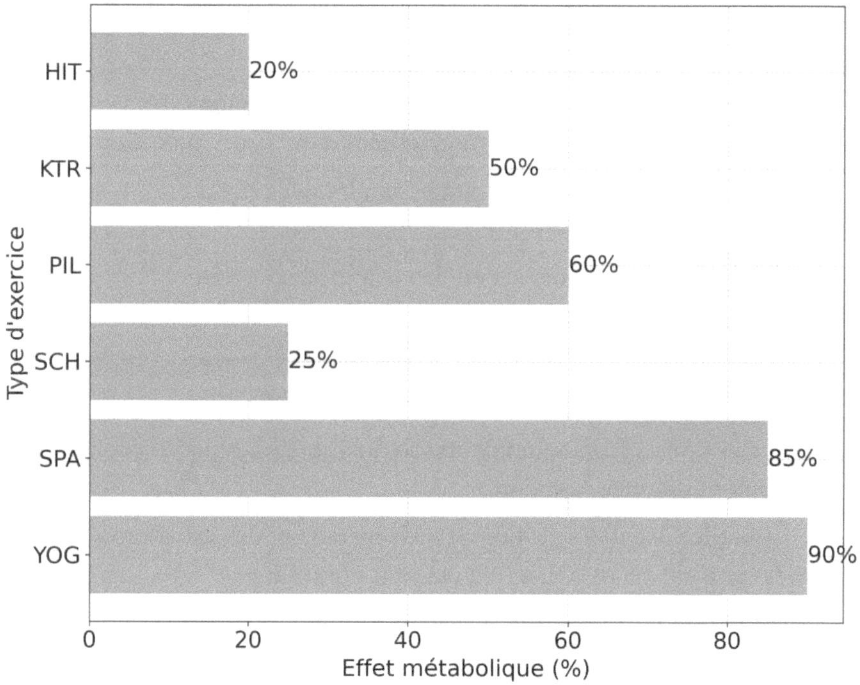

HIT: HIIT

KTR: Musculation

PIL: Pilates

SCH: Natation

SPA: Marche

YOG: Yoga

Le diagramme à barres horizontales illustre l'influence relative de différentes formes de mouvement sur le métabolisme. Le yoga et le Pilates montrent la plus faible influence, tandis que le HIIT et la musculation activent le plus le métabolisme. Les activités modérées comme la marche et la natation se situent dans la zone intermédiaire et offrent une approche équilibrée.

Conseils concrets

- Transformez votre trajet quotidien en mini-entraînement en parcourant une partie du chemin à pied ou à vélo.
- Profitez de la pause déjeuner pour faire une promenade dans le parc ou quelques montées d'escaliers dans le bâtiment de bureau.
- Descendez une station plus tôt du bus ou du train et marchez rapidement le reste du chemin.
- Dansez sur votre musique préférée tout en effectuant des tâches ménagères pour intégrer le mouvement dans votre quotidien.
- Organisez des promenades ou des randonnées régulières avec des amis ou la famille.
- Faites vos courses dans les environs à pied ou à vélo, plutôt qu'en voiture.
- Intégrez le jardinage ou d'autres activités physiques en plein air dans votre emploi du temps hebdomadaire.
- Inscrivez-vous à un cours de danse ou à un sport qui vous plaît et stimule votre métabolisme.
- Utilisez les escaliers au lieu des ascenseurs et des escaliers mécaniques, chaque fois que cela est possible.
- Garez votre voiture délibérément plus loin de votre destination pour accumuler des minutes de marche supplémentaires.
- Levez-vous et déplacez-vous dans la pièce pendant les appels téléphoniques ou en lisant.
- Faites régulièrement de courtes pauses actives au travail, par exemple des étirements ou des sauts.
- Fixez des rendez-vous avec des amis pour des activités sportives, plutôt que pour prendre un café.

3. 2 Intensité de l'entraînement

L'intensité d'entraînement appropriée est essentielle pour le succès de votre programme de métabolisme sans HCG. Elle influence à la fois la combustion des graisses et votre santé générale. Une charge trop élevée entraîne un surentraînement et un risque de blessure, tandis qu'une intensité trop faible minimise l'effet de l'entraînement. Le défi consiste à trouver l'équilibre optimal entre l'effort et la récupération. Des facteurs tels que votre condition physique actuelle, d'éventuelles maladies préexistantes et vos objectifs personnels jouent un rôle important dans l'élaboration de votre plan d'entraînement. Le respect de ce plan est crucial pour le succès. Découvrez comment gérer au mieux votre intensité d'entraînement et atteindre efficacement vos objectifs.

L'intensité d'entraînement optimale se situe dans le point idéal individuel entre une charge exigeante et une tolérance sûre.

Contrôle de la charge

Le contrôle de la charge dans le cadre d'un programme de métabolisme sans HCG nécessite une planification minutieuse et une adaptation aux besoins individuels. Un programme bien structuré, par exemple avec entraînement en résistance haute intensité (HIT-RT), peut déjà avoir des effets positifs sur les facteurs de risque cardiométaboliques avec deux séances hebdomadaires de 35 à 50 minutes [s42]. L'intensité de l'entraînement est cruciale : une haute intensité a un impact plus favorable sur les paramètres cardiométaboliques que des intensités plus faibles [s42]. La surveillance et l'encadrement pendant l'entraînement sont importants pour garantir la sécurité et l'efficacité [s42]. Un plan d'entraînement doit prendre en compte les points suivants : la condition physique actuelle, d'éventuelles maladies préexistantes et les objectifs personnels. L'adhérence, c'est-à-dire le respect du plan d'entraînement, est essentielle pour le succès. Des études montrent que l'adhérence peut diminuer au cours d'une intervention et que des facteurs tels que le manque de temps ou la peur des blessures peuvent influencer la participation à l'entraînement [s43]. Pour y remédier, il est utile de fixer des objectifs réalistes, d'intégrer l'entraînement dans la vie quotidienne et, si nécessaire, de solliciter un soutien professionnel. Le choix de la méthode d'entraînement peut également influencer l'adhérence. Par exemple, l'entraînement par intervalles haute intensité (HIIT) et l'entraînement aérobie et de résistance en circuit (CAET) présentent des schémas d'adhérence différents [s43]. La combinaison de HIT-RT avec un apport modéré en protéines peut, en particulier pour les personnes âgées, être bénéfique pour répondre aux besoins accrus en protéines [s42]. Le bon contrôle de la charge est donc un processus dynamique qui nécessite une adaptation constante et une auto-réflexion pour garantir des succès d'entraînement à long terme et maintenir la motivation.

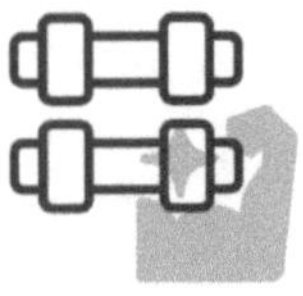

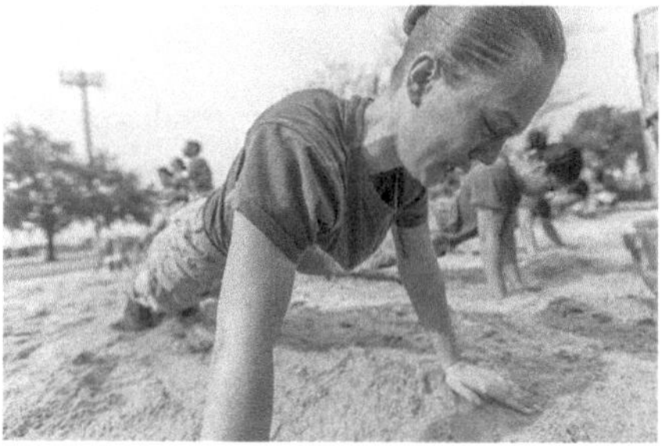

Entraînement fractionné de haute intensité (HIIT) [i33]

Bon à savoir

Entraînement en Résistance Haute Intensité (HIT-RT)
Une méthode d'entraînement qui combine de courtes séances d'exercices de force intenses avec de courtes périodes de repos. Cette méthode est efficace pour augmenter la force musculaire et stimuler le métabolisme, ce qui peut être particulièrement avantageux lors d'un programme de métabolisme sans HCG.

Entraînement Aérobie et de Résistance en Circuit (CAET)
Combine l'entraînement d'endurance et de force dans un circuit. Cette méthode peut améliorer à la fois l'endurance et la force musculaire, ce qui en fait une bonne option pour un programme de métabolisme.

Gestion de la charge dans les régimes métaboliques (sans HCG)

Intensité, durée et récupération de l'entraînement visualisées pour la gestion de la charge dans les régimes métaboliques.

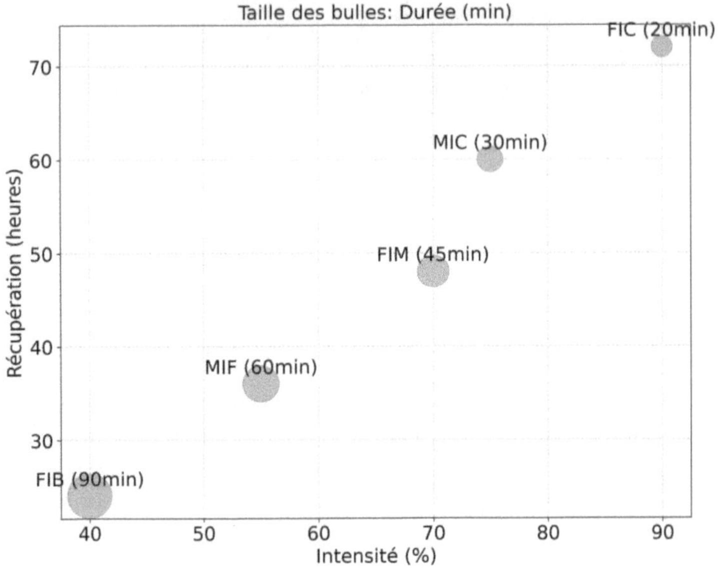

Blasengröße: Durée (min)

FIB: Faible Intensité Longue

FIM: Forte Intensité Moyenne

MIF: Moyenne Intensité Longue

FIC: Forte Intensité Courte

MIC: Moyenne Intensité Courte

Le graphique met en évidence l'interaction entre l'intensité, la durée et la récupération de l'entraînement. Des durées plus longues à des intensités plus faibles nécessitent généralement moins de temps de récupération, tandis que des entraînements courts et de haute intensité exigent des périodes de récupération plus longues. L'équilibre de ces facteurs est crucial pour optimiser les adaptations à l'entraînement et prévenir le surentraînement dans le contexte d'un régime métabolique.

Phases de régénération

Les phases de régénération sont essentielles pour le succès de l'entraînement et pour éviter le surentraînement. L'régénération active, comme elle est planifiée dans certains protocoles d'entraînement tous les quatre semaines [s44], favorise la récupération en améliorant la circulation sanguine dans les muscles et en accélérant l'élimination des produits métaboliques. Des activités légères comme des promenades, du yoga ou de la natation sont particulièrement adaptées. Ainsi, une promenade de 30 minutes les jours sans entraînement peut soutenir la régénération tout en améliorant la condition physique générale. L'intégration de mouvements explosifs dans la phase concentrique de l'entraînement, comme pratiqué dans certaines études [s44], peut augmenter l'intensité de l'entraînement et créer de nouveaux stimuli. Cependant, cela ne devrait être fait que par des pratiquants avancés et sous la supervision professionnelle pour minimiser le risque de blessure. En plus de la régénération active, la régénération passive joue également un rôle important. Un sommeil suffisant de sept à neuf heures par nuit et une alimentation équilibrée soutiennent la récupération physique. La réduction de l'activité physique intense 48 heures avant les évaluations de performance, comme exigé dans certaines études [s44], vise à permettre aux muscles de se régénérer complètement et ainsi d'optimiser les résultats des tests. Cela souligne que les phases de régénération doivent être adaptées individuellement et doivent faire partie intégrante de chaque plan d'entraînement pour réaliser des progrès à long terme et éviter le surmenage.

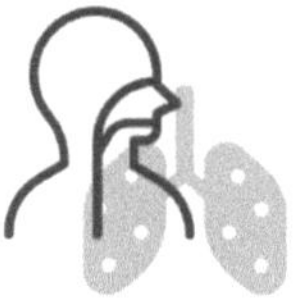

Bon à savoir

Évaluations de performance

Les évaluations de performance doivent être adaptées lors d'une cure de métabolisme sans HCG pour ne pas surcharger le corps. Les résultats des évaluations peuvent donner des indications sur l'état métabolique actuel et l'intensité de l'entraînement.

Phases de régénération

Lors d'une cure de métabolisme sans HCG, les phases de régénération sont importantes pour permettre au corps de s'adapter à la situation métabolique modifiée et d'éviter la perte musculaire. Une régénération adéquate soutient la combustion des graisses et le maintien de la masse musculaire.

Protocoles d'entraînement

Les protocoles d'entraînement doivent être adaptés aux besoins individuels et à l'état métabolique actuel lors d'une cure de métabolisme sans HCG. La prise en compte des phases de régénération est cruciale pour le succès de la cure.

Régénération passive

La régénération passive est importante pour permettre au corps de récupérer et d'optimiser les processus métaboliques. Un sommeil suffisant et une alimentation équilibrée sont essentiels pour une cure de métabolisme réussie.

Récupération du taux métabolique

Récupération du taux métabolique après un régime très hypocalorique (VLCD).

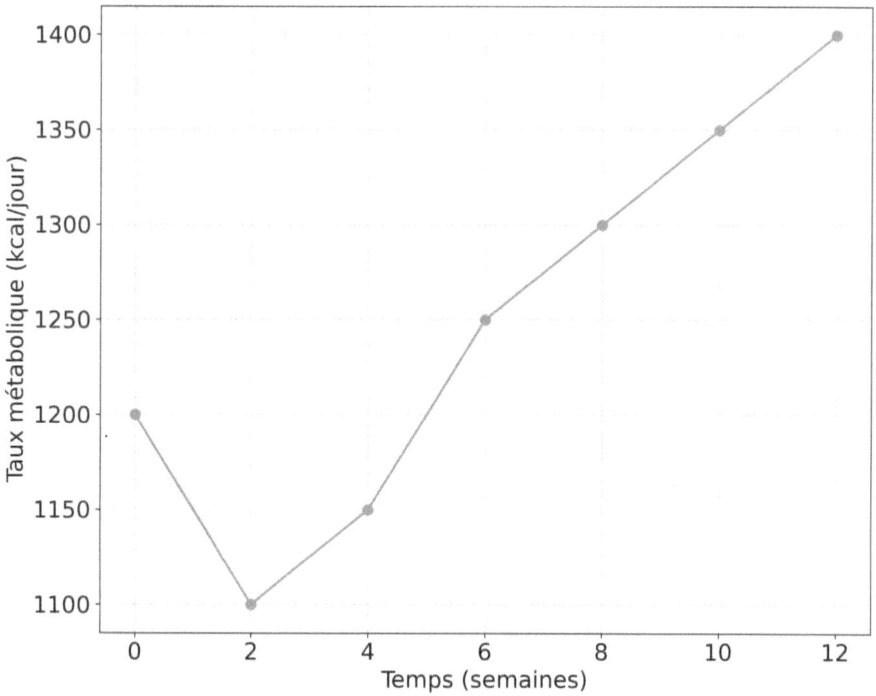

Ce graphique illustre la récupération typique du taux métabolique après un régime VLCD sans HCG. La baisse initiale représente le ralentissement métabolique souvent observé pendant la restriction calorique. L'augmentation progressive qui suit montre le retour du taux métabolique du corps vers la ligne de base, bien que la récupération complète puisse prendre du temps et varie individuellement en fonction de facteurs tels que l'adhésion au régime, l'exercice et le métabolisme individuel.

Amélioration des performances

L'amélioration des performances au sein d'un programme de métabolisme sans HCG repose sur le bon équilibre entre charge et récupération. En plus des aspects déjà mentionnés de la régénération et de la gestion de la charge, l'adaptation individuelle du plan d'entraînement joue un rôle décisif dans le progrès. Alors que l'entraînement par intervalles (HIIT) peut améliorer efficacement la condition cardiovasculaire chez les jeunes [s45], les patients pédiatriques atteints de cancer bénéficient d'exercices de force réguliers pour maintenir et améliorer leur performance motrice et leur force musculaire [s46]. Ces exemples illustrent l'importance d'une conception de l'entraînement adaptée à l'état de santé individuel et à la capacité physique. L'intensité doit être choisie de manière à être exigeante, mais en même temps sûre et tolérable. Une intensité trop élevée peut entraîner une surcharge et des blessures, tandis qu'une intensité trop faible minimise l'effet de l'entraînement. Comme le montre le cas des patients atteints de cancer, une adaptation individualisée de la charge peut influencer positivement la performance sans provoquer d'effets secondaires graves [s46]. Le choix de la méthode d'entraînement peut également être adapté aux besoins individuels. Tant l'entraînement continu que l'entraînement par intervalles produisent des améliorations comparables de la capacité d'entraînement et de la qualité de vie liée à la santé [s47]. Ainsi, la méthode préférée peut être choisie pour favoriser la motivation et le respect à long terme du plan d'entraînement. Un journal d'entraînement, dans lequel l'intensité de l'entraînement, la durée et les sensations subjectives sont documentées, peut aider à trouver la charge optimale et à adapter continuellement le plan d'entraînement aux progrès individuels. Cela permet de maximiser l'amélioration des performances tout en minimisant le risque de surentraînement.

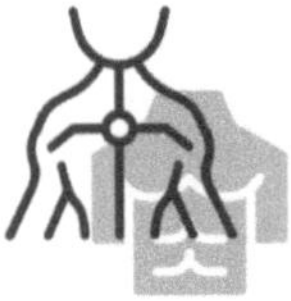

Bon à savoir

Entraînement continu

Désigne une charge d'entraînement uniforme sur une période prolongée, par exemple, le jogging à vitesse constante. Cette forme d'entraînement peut activer le métabolisme en douceur et stimuler la combustion des graisses, ce qui est pertinent pour un programme de métabolisme sans HCG.

Entraînement par intervalles

Méthode d'entraînement caractérisée par l'alternance entre des phases de charge à haute intensité et des phases de récupération. Ce type d'entraînement peut stimuler efficacement le métabolisme et favoriser la combustion des graisses, ce qui est particulièrement avantageux dans le cadre d'un programme de métabolisme sans HCG.

Répartition de l'intensité de l'entraînement

Répartition de l'intensité de l'entraînement pour l'amélioration métabolique.

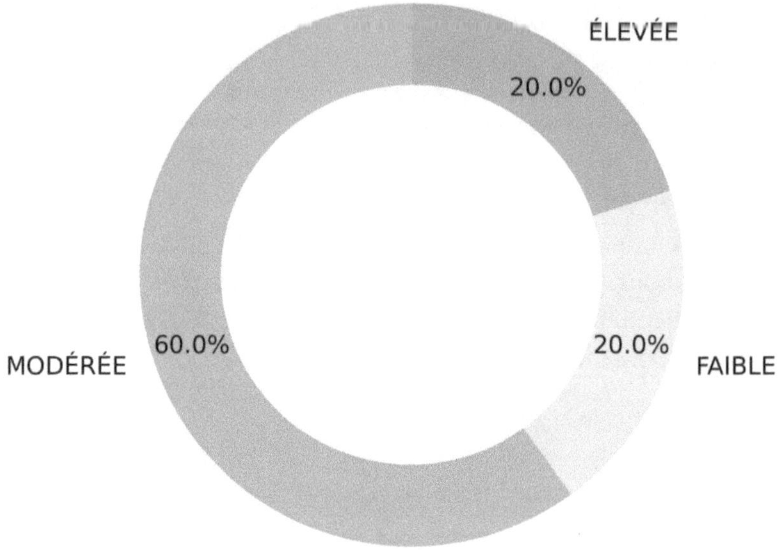

- ÉLEVÉE: Haute intensité (ex. : HIIT, sprints)
- FAIBLE: Faible intensité (ex. : Marche, Yoga)
- MODÉRÉE: Intensité modérée (ex. : Marche rapide, Cyclisme)

Le graphique visualise la répartition de l'intensité de l'entraînement en se concentrant sur les entraînements de faible intensité, d'intensité modérée et de haute intensité. Une part importante consacrée à l'intensité modérée suggère une approche équilibrée pour optimiser la fonction métabolique sans stress excessif, tandis que l'inclusion de séances de haute intensité et de faible intensité contribue à l'amélioration globale de la condition physique et à la récupération.

Conseils concrets

- Ressentez votre corps pendant l'entraînement et ajustez l'intensité en fonction de votre forme du jour.
- Variez l'intensité de l'entraînement au sein d'une séance par des changements de rythme ou des variations dans l'exécution des exercices.
- Utilisez votre programme de mouvement comme un terrain d'expérimentation : testez vos limites avec prudence et trouvez votre intensité de confort personnelle.
- Augmentez l'intensité de manière non linéaire, mais en vagues : après une phase intense, suivez une phase de récupération modérée.
- Fixez-vous des objectifs intermédiaires pour votre intensité d'entraînement et récompensez-vous pour les augmentations atteintes.
- Visualisez votre programme de mouvement avant l'entraînement et préparez-vous mentalement à l'intensité souhaitée.
- Entraînez-vous avec un partenaire et motivez-vous mutuellement à atteindre de meilleures performances, sans vous surmener.
- Utilisez la musique pour réguler votre intensité d'entraînement et vous déplacer de manière rythmique.
- Variez l'environnement d'entraînement : entraînez-vous parfois à l'intérieur, parfois à l'extérieur, pour stimuler de nouvelles sensations.
- Intégrez des éléments ludiques dans votre programme de mouvement pour favoriser la motivation et le plaisir de bouger.

3. 3 Activités quotidiennes

Intégrer le mouvement dans la vie quotidienne est essentiel pour un métabolisme réussi et une combustion des graisses durable. Cependant, cela pose de nombreux défis : comment trouver du temps pour l'exercice en plus du travail, de la famille et d'autres engagements ? Comment établir durablement de nouvelles habitudes et surmonter la paresse ? Cette section vous montre comment de petits changements efficaces dans votre quotidien peuvent conduire à de grands succès. Découvrez des stratégies simples pour intégrer facilement le mouvement dans votre routine quotidienne et soutenir au mieux votre programme de métabolisme.

> *Une augmentation durable de l'activité physique au quotidien se réalise par une modification progressive des habitudes existantes et l'intégration de petites activités régulières, combinées à une gestion efficace du stress.*

Routines de mouvement

Les routines de mouvement s'établissent pas du jour au lendemain. Le développement d'habitudes stables prend du temps et est individuel [s48]. Au lieu de tout bouleverser du jour au lendemain, il est plus judicieux d'introduire des changements progressifs et d'avoir des attentes réalistes [s48]. Des routines saines devraient idéalement se dérouler de manière automatisée et nécessiter peu de décisions conscientes [s48]. Un soutien dans la planification peut faciliter l'établissement de telles routines [s48]. Par exemple, on pourrait bloquer des heures fixes pour des activités sportives dans le calendrier, tout comme on le ferait pour des réunions professionnelles. À long terme, l'objectif est d'intégrer le mouvement de manière ferme dans la vie quotidienne [s49]. Cela ne signifie pas nécessairement aller à la salle de sport tous les jours. De petits ajustements dans la routine quotidienne peuvent avoir un grand impact. Utiliser les escaliers au lieu de l'ascenseur ou parcourir de courtes distances à pied ou à vélo intègre presque imperceptiblement le mouvement dans la vie quotidienne [s49]. Il est important de faire preuve de créativité et de développer des stratégies pour maintenir la routine même en cas de revers [s49]. Par exemple, si l'on doit annuler une course prévue en raison de mauvaises conditions météorologiques, on pourrait faire un court entraînement à domicile à la place. En plus d'intégrer le mouvement dans la vie quotidienne, il est conseillé d'inclure délibérément différents types d'entraînement dans la routine de mouvement [s50]. L'entraînement d'endurance, comme le jogging ou la natation, renforce le cœur, les poumons et la circulation sanguine, et augmente la performance dans la vie quotidienne [s50]. L'entraînement de force favorise le développement musculaire, ce qui non seulement maintient la force physique, mais aussi l'indépendance à un âge avancé [s50]. L'entraînement d'équilibre – comme le yoga ou le tai-chi – prévient les chutes, un aspect important surtout pour les personnes âgées [s50].

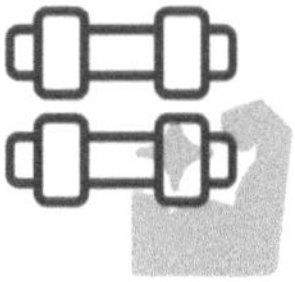

Enfin, des étirements réguliers améliorent la flexibilitaet et facilitent les mouvements quotidiens [s50]. Une combinaison de ces quatre types d'exercices – endurance, force, équilibre et flexibilité – assure un effet d'entraînement optimal et contribue à la santé à long terme [s50]. Planifier des activités avec d'autres et établir des objectifs communs peut augmenter la motivation et renforcer la routine [s49].

Répartition des activités quotidiennes (sans HCG)

Répartition des activités quotidiennes ayant un impact sur le métabolisme.

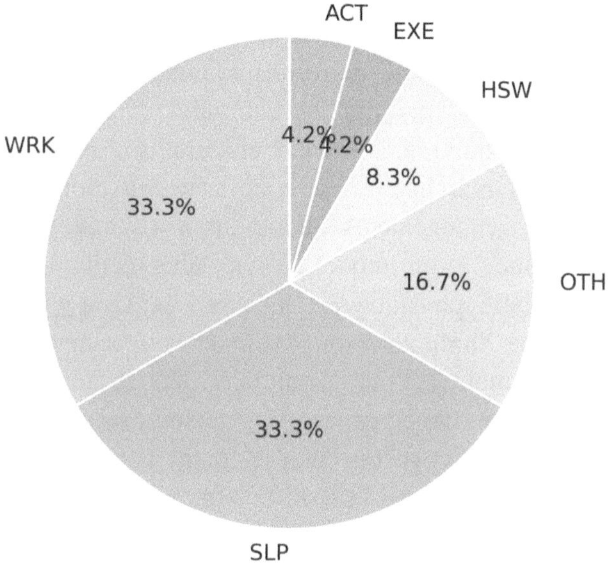

ACT: Déplacements actifs/Courses

EXE: Exercice

HSW: Tâches ménagères/Corvées

OTH: Autres activités (Manger, se détendre)

SLP: Dormir

WRK: Travail (sédentaire)

Ce graphique souligne l'importance d'intégrer diverses activités tout au long de la journée pour stimuler le métabolisme. Une partie importante de la journée est consacrée au sommeil, soulignant la nécessité d'un repos de qualité. Bien que l'exercice physique soit essentiel, l'intégration de plus de mouvement dans les activités quotidiennes comme les tâches ménagères et les déplacements actifs peut contribuer de manière significative à la santé métabolique globale. Minimiser le temps sédentaire est essentiel pour maximiser les bienfaits métaboliques.

Augmentation de l'activité

Une augmentation de l'activité quotidienne a un impact positif sur le métabolisme et soutient la combustion des graisses. Pour augmenter cette activité de manière durable, différentes approches peuvent être envisagées. Un aspect important est l'ajustement progressif du niveau d'activité physique habituel. Au lieu d'introduire radicalement de nouvelles séances d'entraînement intenses, il est plus efficace de modifier les habitudes existantes et d'augmenter le mouvement au quotidien [s51]. Ceux qui se rendent au travail en voiture pourraient marcher ou faire du vélo, au moins quelques jours par semaine. Ces changements quotidiens s'accumulent et contribuent, sur le long terme, à un mode de vie plus actif. Un autre facteur influençant l'activité physique est le stress [s51]. Le stress chronique peut entraîner une diminution du plaisir de bouger et une augmentation des activités sédentaires. Pour y remédier, des stratégies de gestion du stress devraient être développées. Des techniques de relaxation telles que la méditation, le yoga ou l'entraînement autogène peuvent aider à réduire le stress et ainsi favoriser la motivation à bouger. La combinaison de la gestion du stress et de l'augmentation de l'activité physique est particulièrement efficace, car l'activité physique elle-même peut réduire le stress. Une promenade dans la nature ou un léger jogging après une journée de travail stressante peut, par exemple, aider à relâcher les tensions et à recharger les batteries. En plus d'augmenter le mouvement quotidien et de gérer le stress, l'aménagement de son environnement joue un rôle important. Un environnement facilement accessible et attrayant peut accroître la motivation à bouger. Ceux qui vivent près d'un parc ou d'une salle de sport ont plus de facilité à rester actifs régulièrement. L'aménagement du poste de travail peut également avoir un impact. Un bureau réglable en hauteur permet de passer de la position assise à debout, activant ainsi les muscles et favorisant la circulation sanguine. Prendre les escaliers au lieu de l'ascenseur ou faire une courte promenade pendant la pause déjeuner sont d'autres moyens d'intégrer le mouvement dans la routine de travail. Pour maintenir la motivation à long terme, il est utile de documenter les progrès et de se fixer des objectifs réalistes. Un suivi de fitness ou une application peut aider à enregistrer le nombre de pas quotidiens, la distance parcourue ou la consommation de calories. Regarder ses propres succès motive et renforce la volonté de continuer sur cette voie. Il est important que les objectifs soient adaptés individuellement et réalisables. Des objectifs trop ambitieux peuvent rapidement mener à la frustration et à la démotivation. Il est préférable de commencer petit et d'augmenter progressivement l'intensité et la durée des activités.

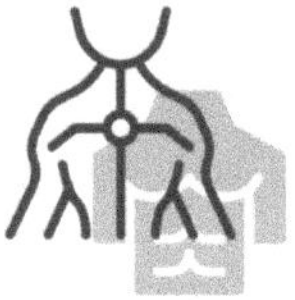

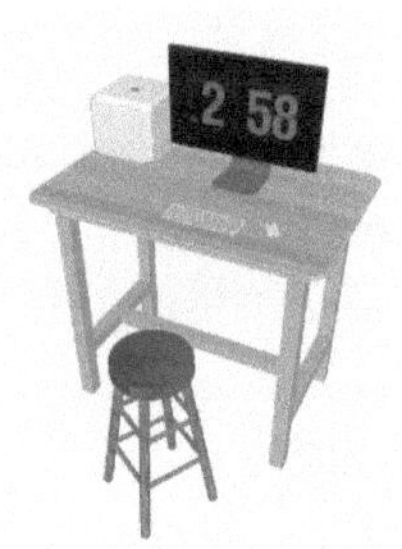

Bureau réglable en hauteur [i34]

Bon à savoir

Stress chronique

État de stress persistant qui peut nuire à la motivation pour les activités quotidiennes et donc au succès du programme métabolique.

Entraînement autogène

Technique de relaxation qui peut aider dans le cadre du programme métabolique à réduire le stress et ainsi augmenter la volonté de bouger au quotidien.

Modifier

Modifier les activités quotidiennes existantes pour stimuler le métabolisme et soutenir la combustion des graisses dans le cadre du programme métabolique de 30 jours. Des exemples incluent prendre les escaliers au lieu de l'ascenseur ou marcher sur de plus longues distances.

Suivi de fitness

Dispositif électronique qui mesure l'activité physique et favorise ainsi la motivation à augmenter le mouvement quotidien dans le cadre du programme métabolique.

Augmentation de l'activité quotidienne

Illustre l'augmentation typique de l'activité au cours d'un programme métabolique de 30 jours.

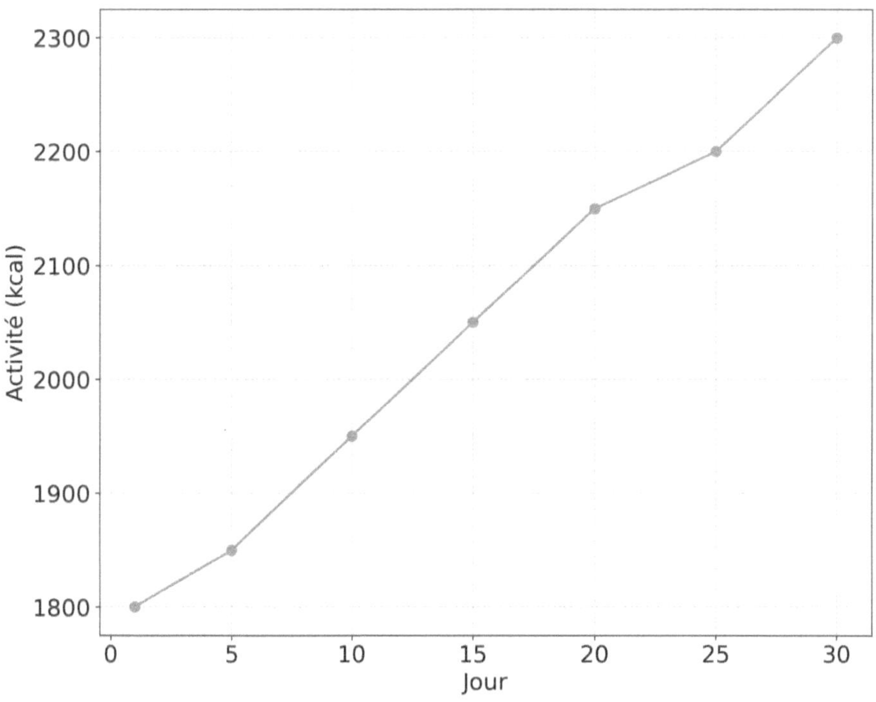

Ce graphique montre une augmentation progressive des niveaux d'activité quotidienne, ce qui est attendu lors d'un programme métabolique axé sur la combustion naturelle des graisses. La tendance à la hausse suggère une corrélation positive entre la durée du programme et l'augmentation de l'activité physique. Cette activité accrue contribue à une dépense calorique plus élevée, soutenant les objectifs de gestion du poids du programme. Les légères variations sont normales et reflètent les fluctuations quotidiennes individuelles.

Conseils concrets

- Associez votre routine d'exercice à des rituels quotidiens, comme le brossage des dents ou le café du matin.
- Profitez des temps d'attente de manière active : étirez-vous en attendant le bus ou balancez-vous sur vos pieds en cuisinant.
- Transformez les activités que vous faites habituellement assis, comme téléphoner ou lire, en les réalisant debout ou en marchant.
- Transformez vos trajets quotidiens en un jeu de mouvement : marchez sur les bordures de trottoir ou sautez par-dessus les flaques.
- Réglez une alarme qui vous rappelle chaque heure de prendre de courtes pauses actives, par exemple cinq squats ou dix jumping jacks.
- Échangez votre chaise de bureau contre un ballon de gymnastique pour renforcer vos muscles du tronc et améliorer votre posture.
- Écoutez des livres audio ou des podcasts en marchant pour entraîner simultanément votre forme mentale et physique.
- Organisez une rencontre active avec des amis : allez ensemble faire du bowling, de la randonnée ou de l'escalade.
- Transformez les tâches ménagères en un entraînement : nettoyez en musique entraînante et avec des mouvements intenses.
- Intégrez le mouvement dans vos activités de loisirs : visitez un parc d'escalade ou jouez au frisbee dans le parc.
- Explorez votre environnement à pied ou à vélo et découvrez de nouveaux chemins et lieux.
- Faites une courte promenade chaque soir pour terminer la journée de manière détendue et mieux dormir.

Révision - 3. Programme d'exercice

Un programme d'exercice efficace est un élément central d'un régime métabolique réussi. Il ne s'agit pas seulement de brûler des calories, mais aussi de stimuler votre métabolisme et d'améliorer votre santé générale. La clé réside dans une approche équilibrée qui prend en compte vos besoins et vos circonstances de vie individuels. Commencez par une évaluation réaliste de votre condition physique actuelle et fixez-vous des objectifs atteignables. Ne vous surchargez pas avec un programme trop ambitieux que vous abandonneriez rapidement. Intégrez plutôt l'exercice progressivement dans votre quotidien. Utilisez les escaliers au lieu de l'ascenseur, marchez ou faites du vélo sur de courtes distances et essayez de réduire vos temps de siège. De petits changements peuvent faire une grande différence.

Pour obtenir des résultats optimaux, vous devriez combiner différentes formes d'entraînement. L'entraînement d'endurance, comme le jogging, la natation ou le cyclisme, améliore votre santé cardiovasculaire et favorise la combustion des graisses. Veillez à maintenir une intensité modérée, où vous pouvez encore tenir une conversation. Complétez votre entraînement d'endurance par des exercices de force pour développer votre masse musculaire et augmenter votre métabolisme de base. Les squats, les pompes et les exercices avec le poids du corps sont des moyens efficaces de renforcer votre force sans avoir besoin d'aller à la salle de sport. N'oubliez pas non plus l'importance des exercices de flexibilité comme le yoga ou le Pilates. Ceux-ci améliorent votre souplesse, favorisent la récupération et préviennent les blessures.

L'un des plus grands défis dans la mise en œuvre d'un programme d'exercice est la motivation à long terme. Trouvez des activités qui vous plaisent et intégrez-les fermement dans votre emploi du temps hebdomadaire. Fixez des horaires d'entraînement réguliers avec des amis ou de la famille pour vous motiver mutuellement et rester sur la bonne voie. Documentez vos progrès dans un journal d'entraînement ou utilisez un tracker de fitness pour rendre vos succès visibles. Soyez flexible et adaptez votre programme à vos circonstances de vie si nécessaire. Par exemple, si vous ne pouvez pas faire une course prévue en raison de mauvaises conditions météorologiques, réalisez plutôt un court entraînement à domicile ou allez nager. L'important est de persévérer et de ne pas vous laisser décourager par des revers.

N'oubliez pas que la récupération est tout aussi importante que l'entraînement lui-même. Accordez à votre corps suffisamment de repos et de sommeil pour récupérer et recharger vos batteries. Veillez à avoir une alimentation équilibrée qui fournit à votre corps tous les nutriments essentiels. Écoutez les signaux de votre corps et réduisez l'intensité de l'entraînement si vous vous sentez fatigué ou épuisé. Avec un programme d'exercice bien planifié et adapté à vos besoins, vous pouvez soutenir au mieux votre régime métabolique, améliorer votre condition physique et augmenter votre bien-être. Restez motivé – votre santé vous en remerciera !

4. Réinitialisation du métabolisme

Vous sentez-vous parfois comme une voiture avec le frein à main tiré - malgré une alimentation saine et une activité physique régulière, votre corps refuse de brûler des graisses ? Le métabolisme humain est un système complexe qui peut être déséquilibré par divers facteurs. Tout comme un orchestre désaccordé, notre métabolisme a parfois besoin d'un redémarrage pour fonctionner à nouveau harmonieusement. Une réinitialisation ciblée peut aider à activer les mécanismes de régulation naturels du corps et à débloquer les entraves. Dans ce chapitre, vous découvrirez comment remettre votre métabolisme en marche de manière naturelle et durable.

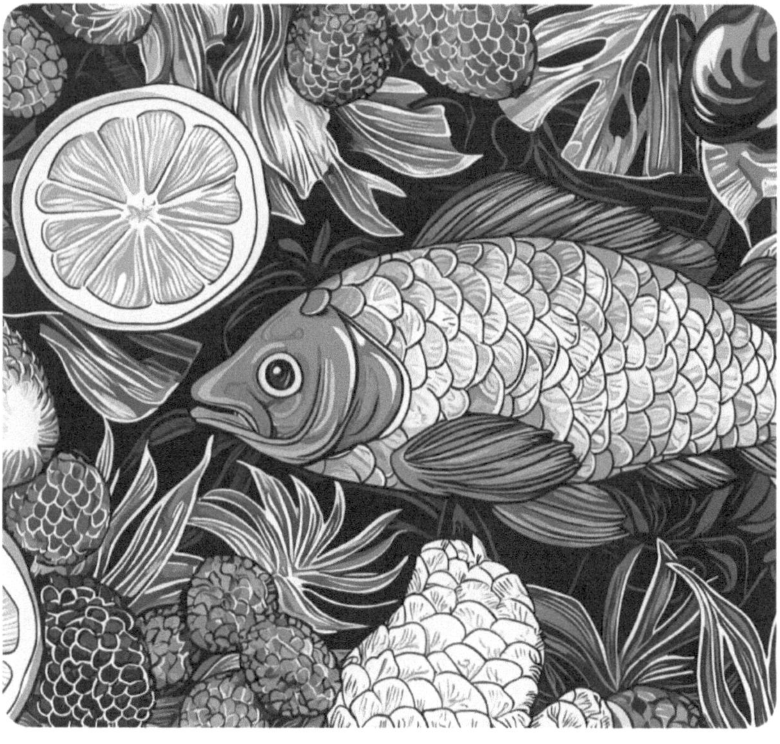

4. 1 Processus de désintoxication

Les processus de détoxification jouent un rôle central dans un métabolisme fonctionnel. Le foie détoxifie le corps en transformant ou en éliminant les substances nocives. Un intestin sain protège contre les inflammations et soutient l'absorption des nutriments. Parallèlement, le renouvellement cellulaire constant est essentiel pour la santé et le bien-être. Cependant, ces processus peuvent être perturbés par une mauvaise alimentation, le stress et les toxines environnementales. Les conséquences vont de problèmes digestifs et d'un système immunitaire affaibli à un vieillissement cellulaire accéléré. Découvrez dans ce chapitre comment optimiser le soutien de vos processus de détoxification naturels et ainsi renforcer durablement votre santé.

Un programme de métabolisme réussi nécessite une compréhension holistique des relations entre le déchargement du foie, la santé intestinale et la régénération cellulaire.

Soulagement du foie

Le foie remplit de nombreuses fonctions dans le métabolisme, notamment la transformation et le stockage des nutriments [s52]. Il ne traite pas seulement les nutriments, mais détoxifie également le corps en transformant des substances toxiques en substances inoffensives ou en favorisant leur élimination [s52]. Ce processus de détoxification concerne également l'alcool et les médicaments [s52]. Dans le métabolisme des protéines, le foie transforme l'ammoniac, un produit métabolique toxique, en urée, qui est éliminée par les reins [s52]. De plus, le foie sert de réserve pour les vitamines et les minéraux, qu'il libère au besoin dans le corps [s52]. Une détoxification hépatique améliorée peut augmenter le bien-être [s53]. En plus de l'alimentation, la prise de plantes médicinales et de compléments alimentaires joue un rôle. Il est important de prêter attention à la qualité et à la réglementation de ces produits, car des préparations non réglementées peuvent causer des dommages hépatiques aigus [s54]. Par exemple, les dommages hépatiques causés par de tels produits (DILI) peuvent être asymptomatiques ou s'accompagner de symptômes tels que des douleurs abdominales et une jaunisse [s54]. En cas de suspicion de dommages hépatiques causés par de tels moyens, il est essentiel d'exclure d'autres causes et d'examiner le lien temporel entre la prise et l'apparition des symptômes [s54]. Le traitement consiste généralement à arrêter le produit suspect et à contrôler les valeurs hépatiques [s54]. Comparé aux médicaments sur ordonnance, la réglementation des plantes médicinales et des compléments alimentaires est moins stricte, ce qui peut augmenter le risque de dommages hépatiques [s54]. Les carences en nutriments peuvent également influencer l'apparition et l'évolution d'une maladie du foie gras non alcoolique [s55]. Différents nutriments agissent sur différents processus dans le foie et offrent donc des approches thérapeutiques potentielles [s55]. Certains nutriments ont des propriétés antioxydantes et peuvent

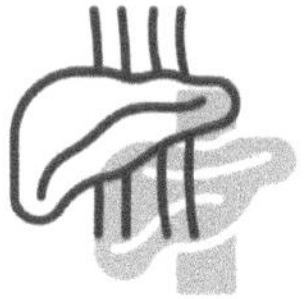

influencer le métabolisme du glucose et des lipides [s55]. D'autres nutriments, en revanche, ont un effet positif sur le métabolisme des lipides et peuvent réduire l'accumulation de graisses dans le foie [s55]. Pour soutenir le foie, il est conseillé de suivre une alimentation équilibrée avec suffisamment de vitamines et de minéraux, de consommer de l'alcool avec modération et d'éviter la prise de substances potentiellement nocives pour le foie, telles que certains médicaments ou des compléments alimentaires non réglementés, sauf en cas de consultation médicale préalable.

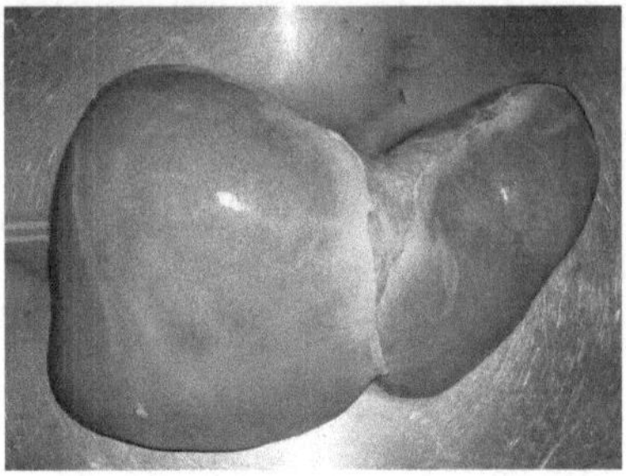

Foie [i35]

Bon à savoir

Compléments alimentaires

Les compléments alimentaires peuvent être utilisés dans le cadre d'un programme de métabolisme sans HCG pour compenser les carences nutritionnelles et soutenir la fonction métabolique. Il est important de prêter attention à la qualité et à la posologie des préparations et de coordonner la prise avec un médecin ou un nutritionniste.

Métabolisme des lipides

Le métabolisme des lipides joue un rôle central dans la régulation du poids. Dans le cadre d'un programme de métabolisme sans HCG, le métabolisme des lipides est stimulé par le changement de régime alimentaire et la réduction des glucides, ce qui favorise la combustion des graisses et soutient la perte de poids.

Substances toxiques

Les substances toxiques peuvent perturber le métabolisme et rendre la perte de poids plus difficile. Dans le cadre d'un programme de métabolisme sans HCG, il est important de réduire l'exposition aux toxines pour soutenir les processus de détoxification du corps et augmenter l'efficacité du programme.

Soutien à la Détoxification du Foie

Répartition du soutien à la détoxification au cours d'un programme métabolique.

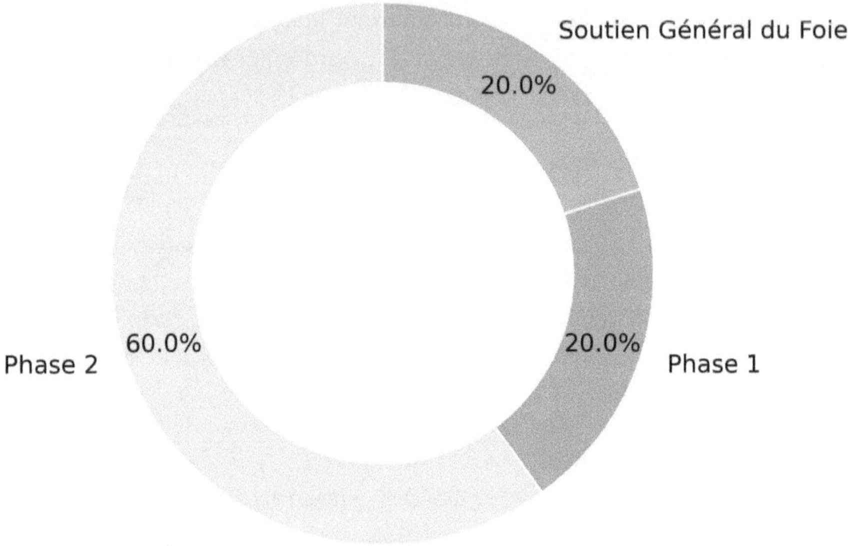

- P1: Phase 1
- P2: Phase 2
- SGF: Soutien Général du Foie

Ce graphique représente visuellement l'accent mis sur les différents aspects du soutien du foie pendant un programme de désintoxication métabolique sans HCG. L'accent mis sur la désintoxication de phase 2 souligne son importance dans le traitement et l'élimination des toxines. Bien que la phase 1 et le soutien général du foie soient essentiels, la plus grande proportion consacrée à la phase 2 suggère une priorité à l'élimination efficace des toxines du corps.

Santé intestinale

Un intestin sain est la base d'un métabolisme fonctionnel et de la santé générale. La muqueuse intestinale, une barrière complexe entre l'intérieur du corps et le monde extérieur, est responsable de l'absorption des nutriments tout en protégeant contre les substances nocives et les agents pathogènes. Une barrière intestinale intacte empêche les substances indésirables de pénétrer dans la circulation sanguine et de provoquer des inflammations. [s56] Si cette barrière est perturbée, des intolérances, des problèmes digestifs et un système immunitaire affaibli peuvent en résulter. La composition de la flore intestinale, c'est-à-dire l'ensemble des micro-organismes dans l'intestin, influence également l'activité intestinale et le système immunitaire. Un équilibre entre les bactéries bénéfiques et nuisibles est essentiel pour un intestin sain. Le silymarine, un principe actif du chardon-Marie, peut soutenir la digestion en favorisant l'activité des enzymes digestives tout en ayant un effet antioxydant. [s56] Cela contribue à protéger la muqueuse intestinale contre le stress oxydatif et peut réduire la propagation des agents pathogènes. Un autre effet positif du silymarine est la réduction de l'absorption du cholestérol dans l'intestin. [s56] Ceux qui souhaitent promouvoir activement leur santé intestinale veillent à avoir une alimentation riche en fibres, avec beaucoup de fruits, de légumes et de produits céréaliers complets. Les ballaststoffe servent de nourriture aux bactéries intestinales bénéfiques et favorisent une flore intestinale saine. De plus, un apport suffisant en liquides soutient l'activité intestinale.

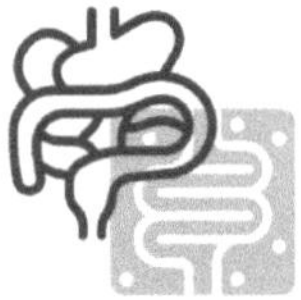

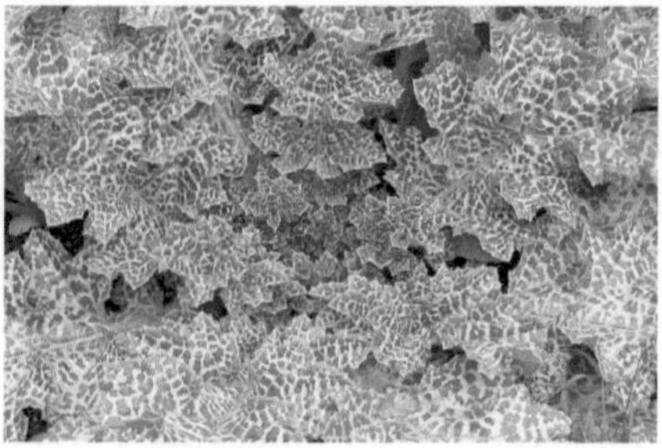

Chardon-Marie [i36]

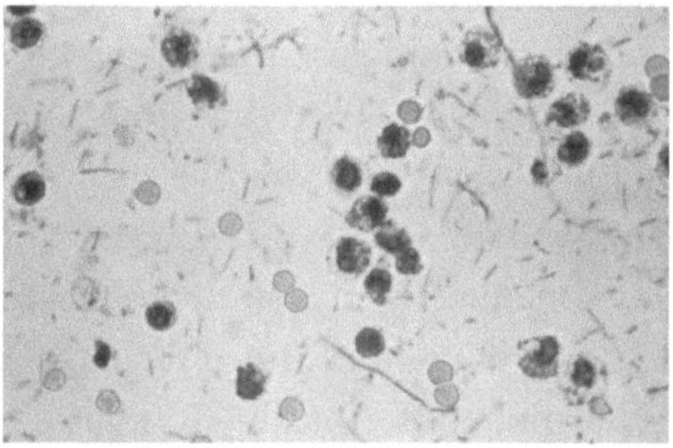

Germe pathogène [i37]

Bon à savoir

Agents pathogènes

Les agents pathogènes sont des micro-organismes qui peuvent causer des maladies. Un intestin sain avec une flore intestinale intacte peut aider à inhiber la croissance des agents pathogènes et à renforcer le système immunitaire, ce qui est particulièrement important lors d'un programme de métabolisme.

Muqueuse intestinale

La muqueuse intestinale joue un rôle important dans un programme de métabolisme, car elle régule l'absorption des nutriments. Une muqueuse intestinale saine soutient l'utilisation optimale des nutriments fournis et contribue ainsi au succès du programme.

Stress oxydatif

Le stress oxydatif résulte d'un déséquilibre entre les radicaux libres et les antioxydants dans le corps. Un programme de métabolisme peut aider à réduire le stress oxydatif en augmentant l'apport d'antioxydants par l'alimentation et en soutenant les processus de détoxification du corps.

Répartition des bactéries intestinales (Exemple)

Équilibre bactérien illustratif dans un intestin sain.

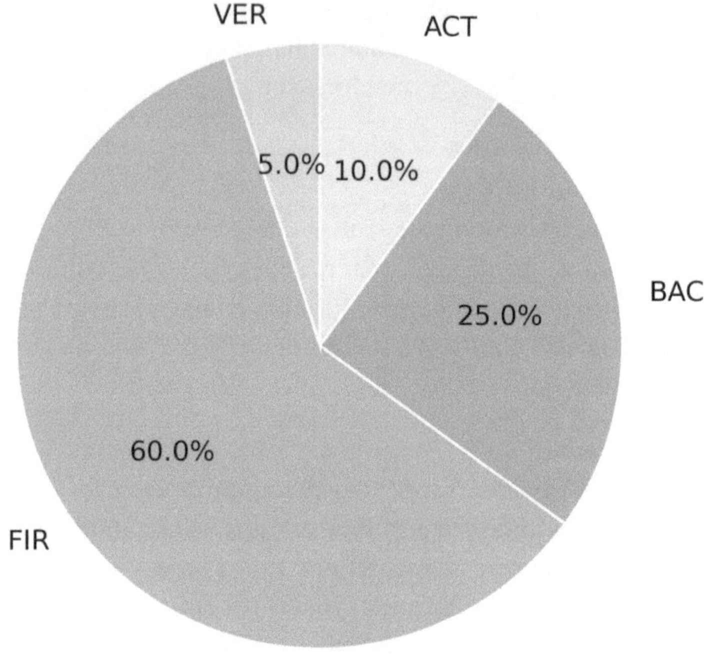

ACT: Actinobactéries
BAC: Bacteroidetes
FIR: Firmicutes
VER: Verrucomicrobia

Ce graphique présente une composition bactérienne intestinale potentiellement bénéfique, avec une dominance de Firmicutes et de Bacteroidetes, équilibrée par une proportion saine d'Actinobactéries et de Verrucomicrobia. Un microbiome diversifié comme celui-ci est généralement associé à une digestion efficace et à un bien-être général. Maintenir cet équilibre par le biais de choix alimentaires et de modes de vie est crucial pour la santé à long terme.

Régénération cellulaire

La régénération cellulaire, le renouvellement constant des cellules du corps, est un processus fondamental pour la santé et le bien-être. Un aspect fascinant de la régénération cellulaire est le "commutateur métabolique", qui est activé par le jeûne [s57]. Après environ 12 à 36 heures sans apport alimentaire, les réserves de glycogène, les réserves d'énergie à court terme du corps, sont largement épuisées. L'organisme passe alors de l'utilisation du sucre à celle des acides gras comme principale source d'énergie. Ces acides gras sont convertis en cétones dans le foie, fournissant de l'énergie aux muscles et au cerveau [s57]. Ce processus, également appelé cétose, favorise non seulement la combustion des graisses, mais stimule également la formation de nouvelles mitochondries, les "centrales énergétiques" des cellules [s57]. Une densité mitochondriale accrue améliore la production d'énergie et contribue à la préservation de la masse musculaire, même pendant un régime hypocalorique [s57]. Par exemple, une personne qui jeûne pendant 24 heures peut activer ce "commutateur métabolique" et ainsi soutenir la régénération cellulaire et la fonction mitochondriale. Un autre facteur important pour la santé cellulaire est la protection contre le stress oxydatif. Les radicaux libres, sous-produits du métabolisme, peuvent endommager les cellules et accélérer le processus de vieillissement. Les antioxydants neutralisent ces radicaux libres et protègent ainsi les cellules des dommages [s58]. Une alimentation riche en fruits et légumes fournit une variété d'antioxydants et contribue ainsi à la régénération cellulaire [s58].

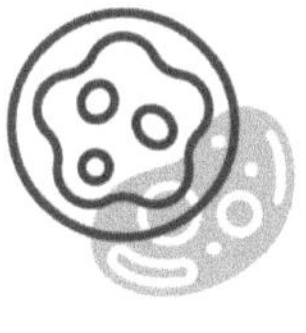

Régénération cellulaire et détoxification

Amélioration de la fonction métabolique pendant un programme de détox.

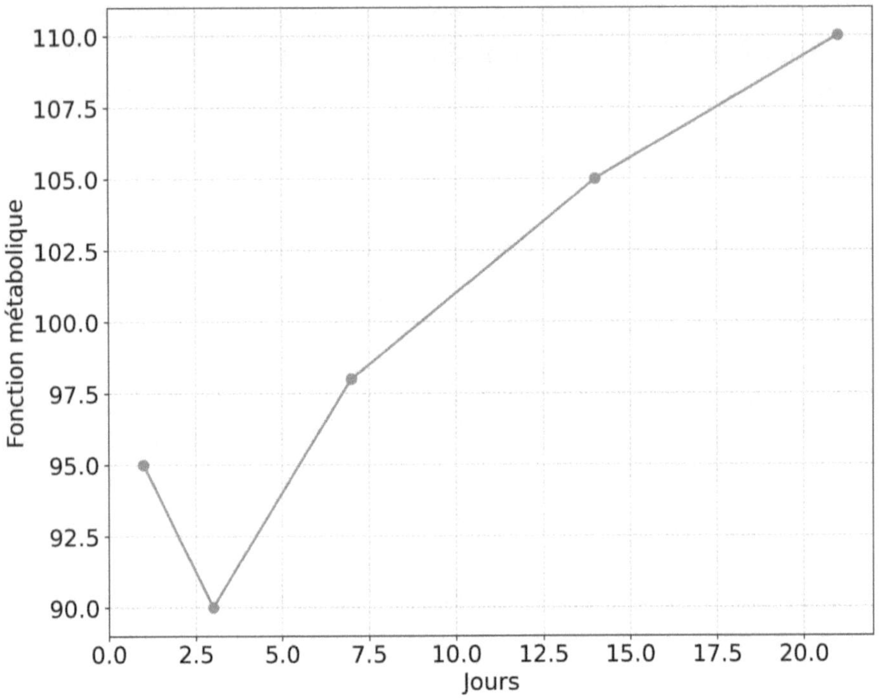

Ce graphique illustre une tendance générale d'amélioration de la fonction métabolique au cours d'un programme de détox. Au départ, les processus de détoxification peuvent entraîner une légère baisse de la fonction globale alors que le corps commence à éliminer les toxines. Cependant, à mesure que le programme progresse, la régénération cellulaire et l'amélioration de l'efficacité métabolique conduisent à une fonctionnalité accrue, aboutissant à un niveau global plus élevé qu'avant le début de la détox.

Conseils concrets

- Buvez chaque matin un verre d'eau tiède avec du jus de citron frais pour activer votre foie.
- Intégrez des aliments amers comme la chicorée, la roquette ou les artichauts dans votre alimentation pour stimuler la production de bile.
- Massez doucement votre abdomen dans le sens des aiguilles d'une montre pour stimuler la digestion et le métabolisme.
- Respirez profondément dans votre ventre plusieurs fois par jour pour oxygéner votre foie.
- Offrez-vous régulièrement une application de compresses chaudes sur le foie pour soutenir les processus de détoxification.
- Préparez-vous une tisane bienfaisante à base de chardon-Marie, de pissenlit ou d'ortie pour alléger votre foie.
- Rehaussez vos plats avec des épices soutenant le foie comme le curcuma, le gingembre ou la cardamome.
- Commencez votre journée avec un verre de jus de carotte frais pour fournir à votre foie des nutriments essentiels.
- Consommez régulièrement des aliments fermentés comme la choucroute ou le kimchi pour soutenir votre flore intestinale et, par conséquent, indirectement votre foie.
- Prenez un bain riche en bases avec du bicarbonate de soude ou du sel amer pour débarrasser votre corps des produits de dégradation métabolique.
- Brossez régulièrement votre peau à sec pour favoriser la circulation sanguine et stimuler l'élimination des toxines par la peau.

4. 2 Équilibre hormonal

Les hormones régulent de manière significative le métabolisme et influencent ainsi votre poids, votre énergie et votre bien-être. Un déséquilibre hormonal peut entraîner des problèmes de sommeil, des fringales et un métabolisme paresseux. La fonction thyroïdienne, l'hormone de stress cortisol et la sensibilité à l'insuline jouent un rôle crucial. Découvrez comment rétablir l'équilibre de vos hormones et activer naturellement votre combustion des graisses.

Un sommeil suffisant, la réduction du stress et une alimentation équilibrée sont essentiels pour un équilibre hormonal sain et un métabolisme fonctionnant de manière optimale.

Régulation des hormones du stress

Les hormones de stress, dont le cortisol, influencent de nombreuses fonctions corporelles. Le cortisol suit un rythme naturel quotidien, avec des niveaux bas pendant le sommeil et une augmentation le matin [s59]. Ce rythme est étroitement lié au cycle veille-sommeil et au système circadien. Les troubles du sommeil peuvent perturber ce rythme et entraîner des déséquilibres hormonaux qui affectent le métabolisme, la résistance à l'insuline et la régulation de l'appétit [s59]. La ghreline et la leptine, hormones qui régulent la prise alimentaire, sont également influencées par le sommeil. La ghreline augmente avant les repas, tandis que la leptine inhibe la prise alimentaire. Un manque de sommeil peut entraîner des niveaux accrus de ghreline et donc une augmentation de l'appétit [s59]. En même temps, un rythme de sommeil perturbé peut affecter l'action de la leptine, rendant la satiété plus difficile. Les conséquences peuvent être une prise de poids et une résistance à l'insuline, augmentant le risque de diabète [s59]. Les troubles circadiens, comme ceux rencontrés lors du travail de nuit, ont également un impact négatif sur l'homéostasie du glucose et des lipides [s59]. L'anorexie mentale montre à quel point la dysrégulation hormonale due à la malnutrition peut être étendue. Cela entraîne des perturbations de l'axe hypothalamo-hypophysaire et des modifications des hormones régulant l'appétit et le métabolisme, comme la leptine [s60]. La plupart de ces changements sont des réactions d'adaptation à la malnutrition, mais peuvent à long terme entraîner des problèmes tels qu'une densité osseuse réduite [s60]. Celle-ci est influencée, entre autres, par des hormones comme le cortisol. Un niveau élevé de cortisol (hypercortisolisme) chez les personnes souffrant d'anorexie mentale peut contribuer à l'affaiblissement des os [s60]. La restauration d'un poids normal et la normalisation de la production hormonale sont donc cruciales pour la santé osseuse [s60]. Pour la santé à long terme, il est donc important de veiller à un rythme régulier de sommeil et de veille et de réduire le stress afin de soutenir la production naturelle de cortisol. Une alimentation équilibrée et une activité physique suffisante contribuent également à stabiliser l'équilibre hormonal et le métabolisme.

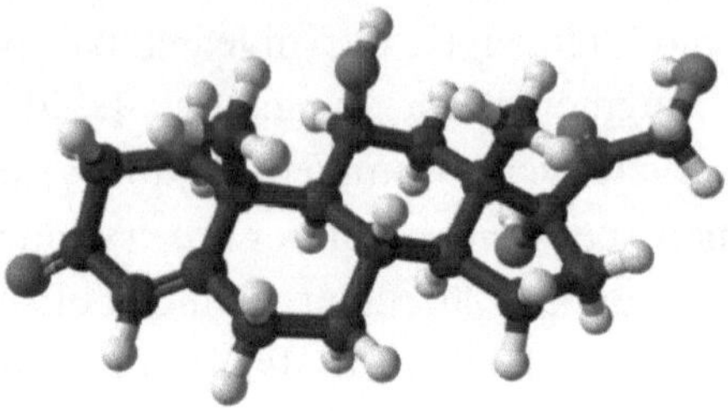

Cortisol [i38]

axe hypothalamo-hypophysaire

L'axe hypothalamo-hypophysaire est un système complexe dans le cerveau qui régule de nombreuses hormones, y compris celles qui régulent le métabolisme et le poids. Un programme de métabolisme sans HCG peut indirectement soutenir la fonction de cet axe en contribuant à la normalisation de l'équilibre hormonal.

système circadien

Le système circadien est notre horloge interne qui régule de nombreuses fonctions corporelles, y compris l'équilibre hormonal. Un rythme circadien stable est important pour un programme de métabolisme réussi, car il régule la production hormonale et optimise ainsi le métabolisme et la combustion des graisses.

troubles circadiens

Les troubles circadiens surviennent lorsque le rythme naturel de sommeil et de veille du corps est perturbé, par exemple en raison du travail de nuit. Ces troubles peuvent affecter négativement l'équilibre hormonal et le métabolisme, compromettant ainsi le succès d'un programme de métabolisme sans HCG. Un rythme régulier de sommeil et de veille est donc important pour un équilibre hormonal optimal.

Niveaux de cortisol pendant un régime sans HCG

Fluctuations typiques du cortisol pendant un régime métabolique sans HCG.

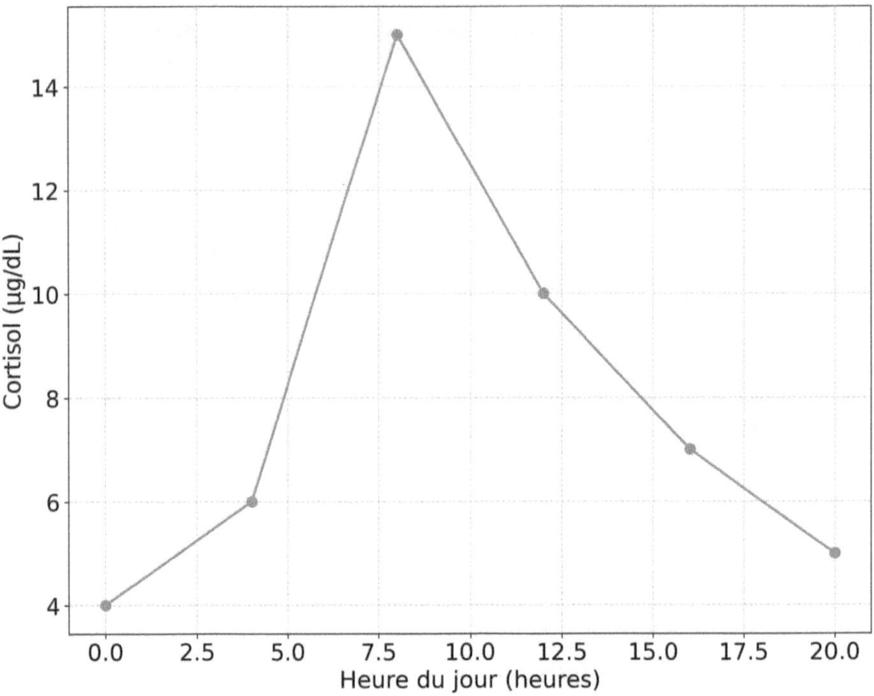

Les niveaux de cortisol montrent un rythme nycthéméral naturel, avec un pic le matin et une baisse progressive tout au long de la journée. Bien que certaines fluctuations soient normales, des niveaux constamment élevés ou faibles en dehors de la plage typique peuvent indiquer un stress ou des déséquilibres hormonaux. Cette visualisation montre un profil de cortisol relativement stable, suggérant une bonne gestion du stress pendant le régime.

Fonction thyroïdienne

La glande thyroïde produit des hormones qui influencent le métabolisme du glucose dans divers organes, y compris le foie, le système gastro-intestinal, le pancréas, le tissu adipeux, la musculature squelettique et le système nerveux central [s61]. Ces hormones favorisent la sécrétion d'insuline et l'absorption du glucose en accélérant les mouvements gastro-intestinaux et en augmentant la production de sucre dans le foie [s61]. Une hypothyroïdie peut être associée à une insulinresistenz et à une intolérance au glucose, tandis que le traitement de l'hypothyroïdie peut améliorer la insulinempfindlichkeit [s61]. Les dysfonctionnements thyroïdiens sont fréquents tant dans le diabète de type 1 que dans le diabète de type 2 [s61]. Alors que des contrôles réguliers de la thyroïde sont recommandés pour le diabète de type 1, il existe moins de recommandations claires pour le diabète de type 2 [s61]. Un besoin accru d'hormones thyroïdiennes peut par exemple survenir avec un régime riche en glucides, car la thyroïde est davantage sollicitée pour réguler le métabolisme. Un ajustement du régime alimentaire avec une réduction des glucides peut dans de tels cas alléger la fonction thyroïdienne. En plus du métabolisme, la thyroïde joue également un rôle crucial dans la reproduction et le développement fœtal [s62]. Les hormones thyroïdiennes sont essentielles pour le développement cérébral du fœtus, et une hypothyroïdie pendant la grossesse peut entraîner des complications telles que la naissance prématurée, prééclampsie et un faible poids à la naissance [s62]. Un diagnostic et un traitement rapides des maladies thyroïdiennes pendant la grossesse sont donc importants pour la santé de la mère et de l'enfant [s62]. Les dysfonctionnements thyroïdiens peuvent également affecter la fertilité en perturbant le cycle menstruel et l'ovulation [s62]. Le traitement d'une hypothyroïdie pendant la grossesse se fait généralement avec un médicament hormonal [s62]. Une surveillance de la fonction thyroïdienne pendant et après la grossesse

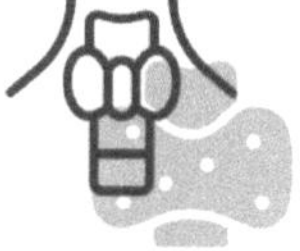

est nécessaire pour minimiser les complications et garantir la santé de la mère et de l'enfant – la thyroïdite post-partum est une affection courante après l'accouchement [s62]. En cas de désir d'enfant non réalisé, la vérification des valeurs thyroïdiennes peut donc être une étape importante.

Bon à savoir

intolérance au glucose

L'intolérance au glucose décrit la capacité réduite du corps à absorber le glucose du sang dans les cellules. Un programme de métabolisme qui stabilise le taux de sucre dans le sang peut améliorer la tolérance au glucose.

prééclampsie

La prééclampsie est une maladie qui peut survenir pendant la grossesse et se caractérise par une hypertension artérielle et des protéines dans les urines. Elle peut avoir des conséquences graves pour la mère et l'enfant. Un équilibre hormonal équilibré est important pour un déroulement sain de la grossesse et peut réduire le risque de prééclampsie.

thyroïdite post-partum

Une thyroïdite post-partum est une inflammation de la glande thyroïde qui peut survenir après l'accouchement. Elle peut entraîner des modifications temporaires ou permanentes de la fonction thyroïdienne et doit être prise en compte dans le cadre d'un programme de métabolisme.

Niveaux d'hormones pendant un régime métabolique sans HCG

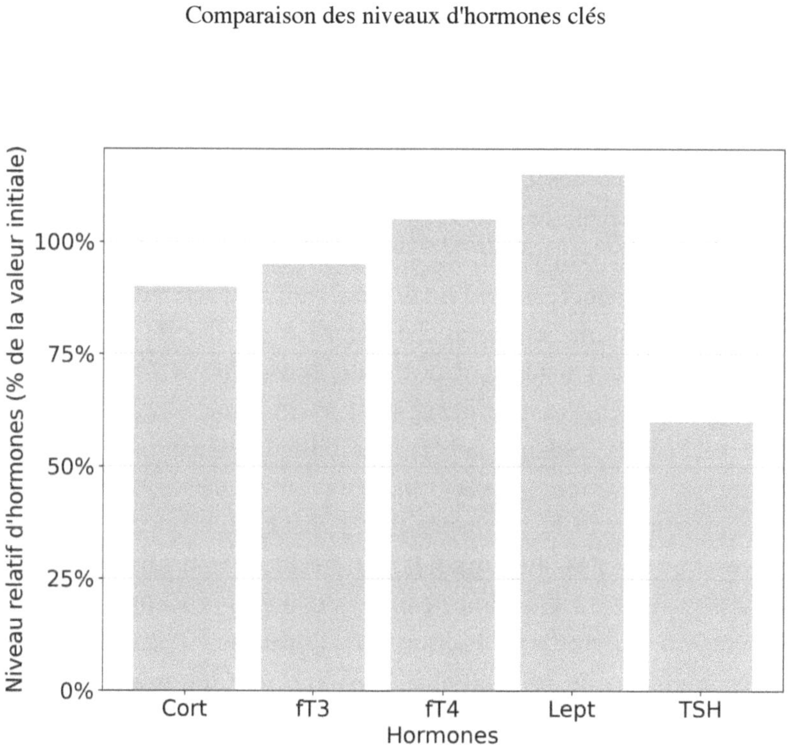

Cort: Cortisol

fT3: Triiodothyronine libre (T3)

fT4: Thyroxine libre (T4)

Lept: Leptine

TSH: Hormone thyréotrope

Ce graphique illustre l'impact potentiel d'un régime métabolique (sans HCG) sur les niveaux d'hormones clés. La diminution notable de la TSH suggère une amélioration de la fonction thyroïdienne. Des niveaux stables de T3 et T4 libres indiquent que la production d'hormones thyroïdiennes reste dans une plage saine. Le maintien des niveaux de cortisol dans les limites normales suggère que le régime ne cause pas de stress excessif. La légère augmentation de la leptine pourrait indiquer une amélioration de la satiété et de la régulation métabolique.

insulinsensitivitaet

L'insuline, une hormone produite par le pancréas, régule le taux de sucre dans le sang en permettant l'absorption du glucose par les cellules du corps. Une efficacité réduite de ce processus est appelée insulinresistenz. Dans cet état, les cellules nécessitent des quantités plus élevées d'insuline pour absorber le glucose. Le pancréas tente de répondre à ce besoin par une production accrue d'insuline, ce qui peut à long terme entraîner une épuisement du pancréas et finalement un diabète de type 2. La sensibilité à l'insuline, en revanche, décrit à quel point les cellules du corps réagissent à l'insuline. Une haute sensibilité à l'insuline signifie que les cellules réagissent efficacement à l'insuline et peuvent absorber le glucose, tandis qu'une faible sensibilité à l'insuline indique une résistance à l'insuline. Divers facteurs influencent la sensibilité à l'insuline, notamment la prédisposition génétique, le mode de vie et les influences hormonales. Le surpoids, en particulier au niveau abdominal, réduit la sensibilité à l'insuline, car les cellules graisseuses libèrent des messagers qui perturbent l'action de l'insuline. L'activité physique régulière augmente la sensibilité à l'insuline, car les muscles absorbent davantage de glucose pendant l'exercice, améliorant ainsi l'effet de l'insuline. Même une activité légère, comme la marche quotidienne, peut augmenter durablement la sensibilité à l'insuline. L'alimentation joue également un rôle important : un régime riche en fibres avec des glucides complexes, qui élèvent le taux de sucre dans le sang plus lentement, favorise la sensibilité à l'insuline. En plus des facteurs d'influence connus tels que l'alimentation et l'exercice, les processus hormonaux jouent également un rôle dans la régulation de la sensibilité à l'insuline. GDF-8 (Growth Differentiation Factor 8), une protéine qui inhibe la croissance musculaire, influence également le métabolisme et la sensibilité à l'insuline. Le GDF-8 est produit dans le tissu ovarien et influence la formation d'hormones sexuelles telles que l'œstrogène et la progestérone. Il augmente la production d'œstrogène tout en inhibant simultanément la production de progestérone. Cette influence sur la production hormonale peut indirectement affecter la sensibilité à l'insuline, car les hormones sexuelles interviennent dans le métabolisme. Des niveaux élevés de GDF-8 sont associés à la résistance à l'insuline et aux troubles métaboliques, en particulier chez les femmes atteintes du syndrome des ovaires polykystiques (pcos). Le SOPK est un trouble hormonal qui se manifeste par des niveaux élevés d'androgènes, des troubles du cycle menstruel et souvent aussi par une résistance à l'insuline. Les interactions complexes entre le GDF-8, les hormones sexuelles et la sensibilité à l'insuline soulignent l'importance d'une approche holistique dans le traitement des troubles métaboliques et des déséquilibres hormonaux. Prendre en compte ces relations peut aider à mieux comprendre les causes de la résistance à l'insuline et à développer des approches thérapeutiques ciblées. Manuel de médecine interne. Springer Medizin Verlag; 2013. Myostatine dans l'ovaire : effets sur la sensibilité à l'insuline et la stéroïdogenèse. Bibliothèque universitaire de Heidelberg; 2017.

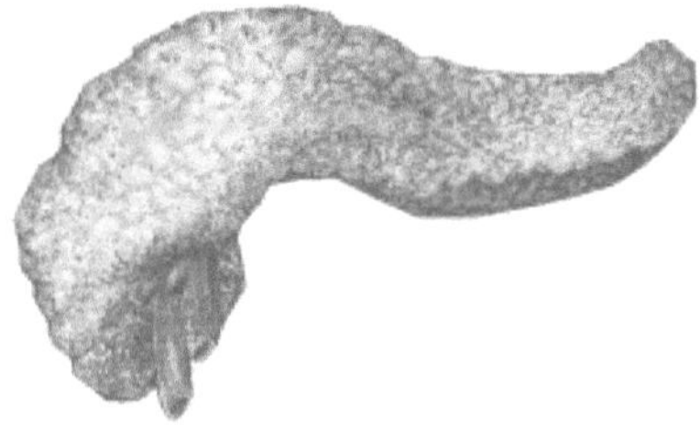

pancréas [i39]

Sensibilité à l'insuline et équilibre hormonal

Relation entre la glycémie, les niveaux d'insuline et la sensibilité à l'insuline.

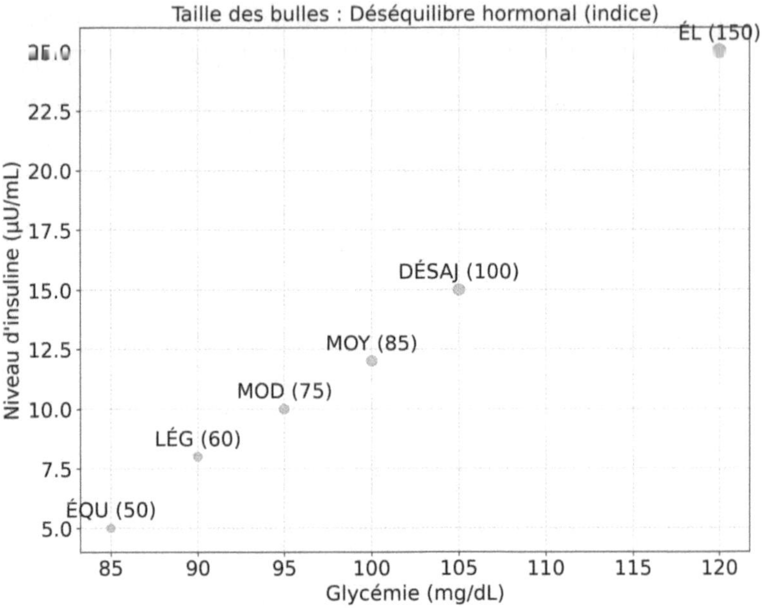

Blasengröße: Dés. Horm. (Indice)

DÉSAJ: Déséquilibre accru

ÉQU: Hormones équilibrées

MOD: Déséquilibre modéré

ÉL: Déséquilibre élevé

LÉG: Léger déséquilibre

MOY: Déséquilibre moyen

Des niveaux d'insuline plus élevés à une concentration de glucose dans le sang donnée suggèrent une sensibilité à l'insuline plus faible. À l'inverse, les personnes ayant une sensibilité à l'insuline plus élevée maintiennent une glycémie normale avec une production d'insuline plus faible. Les bulles plus grosses indiquent un déséquilibre hormonal global plus important, potentiellement influencé par des facteurs au-delà de la simple régulation du glucose.

Conseils concrets

- Buvez une tasse de tisane aux herbes non sucrée avec de la mélisse et de la valériane avant de vous coucher pour soutenir la production hormonale nocturne.
- Commencez votre journée par une séquence de mouvements doux pour réguler naturellement le taux de cortisol et stimuler le métabolisme.
- Intégrez des aliments riches en phytoestrogènes, comme les graines de lin ou les produits à base de soja, dans votre alimentation pour influencer doucement votre équilibre hormonal.
- Profitez de la puissance des huiles essentielles : frottez de l'huile de lavande sur vos tempes le soir pour améliorer la qualité du sommeil et donc la production hormonale.
- Chantez ou fredonnez quelques minutes chaque jour pour favoriser la libération d'hormones du bonheur et réduire les hormones du stress.
- Caressez votre animal de compagnie ou laissez-vous masser pour stimuler la production de l'hormone du câlin, l'ocytocine, et améliorer votre bien-être.
- Riez de tout cœur et longuement pour stimuler la libération d'endorphines et égayer votre humeur.
- Entourez-vous de personnes positives qui vous donnent de l'énergie et influencent positivement votre équilibre hormonal.
- Créez de petites oasis de calme dans votre quotidien pour réduire le stress et normaliser la production hormonale.
- Écoutez votre intuition et soyez attentif aux signaux de votre corps pour soutenir individuellement votre équilibre hormonal.

4. 3 Blocages métaboliques

Les blocages métaboliques résultent d'une interaction complexe entre prédispositions génétiques, facteurs environnementaux et de mode de vie. Le surpoids, le manque d'exercice et des habitudes alimentaires malsaines favorisent ces blocages, qui peuvent avoir de graves conséquences sur la santé. La graisse viscérale, la résistance à l'insuline et le syndrome métabolique sont des mots-clés importants. L'âge, l'exposition aux polluants et des facteurs psychologiques jouent également un rôle. Le comportement individuel influence de manière significative la fonction métabolique. Découvrez dans ce chapitre comment les blocages métaboliques se forment et quels facteurs les favorisent. Explorez les causes et jetez les bases d'une réinitialisation réussie du métabolisme.

Un mode de vie sain avec une alimentation équilibrée, une activité physique régulière, un sommeil suffisant et une gestion efficace du stress est la clé pour éviter et surmonter les blocages métaboliques, tout en favorisant la santé et le bien-être à long terme.

Analyse des causes

Une blocage métabolique résulte d'une interaction complexe de divers facteurs. Les prédispositions génétiques forment la base sur laquelle les facteurs environnementaux et de mode de vie influencent le métabolisme. [s63] Ainsi, le surpoids, le manque d'exercice et des habitudes alimentaires malsaines favorisent l'apparition d'un blocage. En particulier, la graisse viscérale, qui s'accumule dans la cavité abdominale autour des organes, a un impact négatif. [s63] Elle produit des médiateurs pro-inflammatoires (cytokines) qui perturbent l'action de l'insuline et conduisent ainsi à la résistance à l'insuline. [s63] Cette résistance à l'insuline est considérée comme un mécanisme central dans l'apparition des blocages métaboliques. L'accumulation progressive de graisse viscérale peut finalement conduire à au syndrome métabolique, avec des conséquences graves telles que des lésions vasculaires et nerveuses. [s63] Déjà avant la naissance et dans la petite enfance, les facteurs environnementaux peuvent poser les bases de problèmes métaboliques ultérieurs. [s63] L'âge joue également un rôle, car les changements physiques liés à l'âge augmentent le risque de maladies métaboliques. [s64] En plus de la prédisposition génétique et de l'âge, des facteurs environnementaux tels que la pollution par les substances toxiques ou les pesticides sont étroitement liés à l'augmentation du surpoids et des maladies métaboliques. [s64] Le comportement personnel a également une grande influence : l'alimentation, l'exercice, le tabagisme, la consommation d'alcool et le sommeil influencent la fonction métabolique. [s64] Par exemple, ceux qui pratiquent régulièrement du sport et veillent à une alimentation équilibrée peuvent réduire leur risque de maladies métaboliques tout en ralentissant le processus de vieillissement. [s64] Un sommeil suffisant et la gestion du stress ont également un effet positif sur le métabolisme. [s64] En revanche, le manque chronique de sommeil et les stress psychologiques

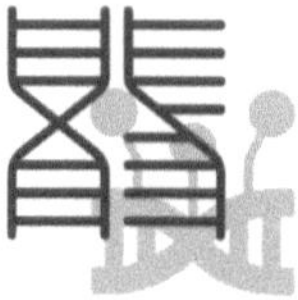

peuvent aggraver les troubles métaboliques et les problèmes liés à l'âge. [s64]

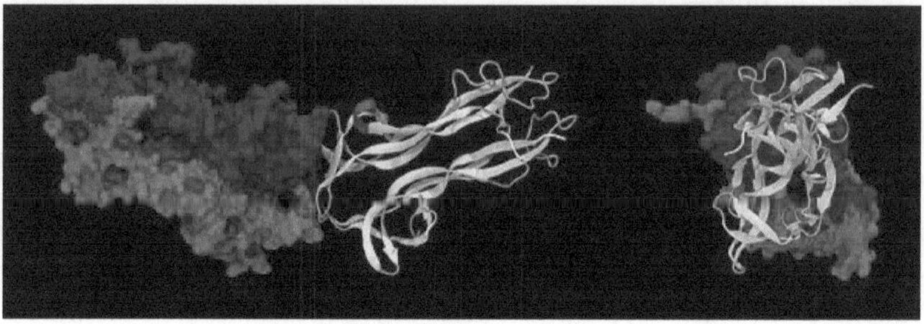

cytokine [i40]

Bon à savoir

Syndrome métabolique

Le syndrome métabolique est une combinaison de divers troubles métaboliques qui augmentent le risque de maladies cardiovasculaires et de diabète de type 2. Les caractéristiques typiques incluent des niveaux élevés de sucre dans le sang et de lipides, de l'hypertension et un surpoids, en particulier au niveau abdominal. Un programme de métabolisme sans HCG peut contribuer à influencer positivement les différentes composantes du syndrome métabolique et à réduire le risque global.

Résistance à l'insuline

La résistance à l'insuline se produit lorsque les cellules du corps ne réagissent plus suffisamment à l'hormone insuline. Cela empêche le transport efficace du sucre du sang vers les cellules, ce qui entraîne des niveaux élevés de sucre dans le sang. Dans le cadre d'un programme de métabolisme sans HCG, l'amélioration de la sensibilité à l'insuline est un objectif important pour optimiser le métabolisme et favoriser la combustion des graisses.

Blocages métaboliques fréquents

Fréquence des blocages métaboliques

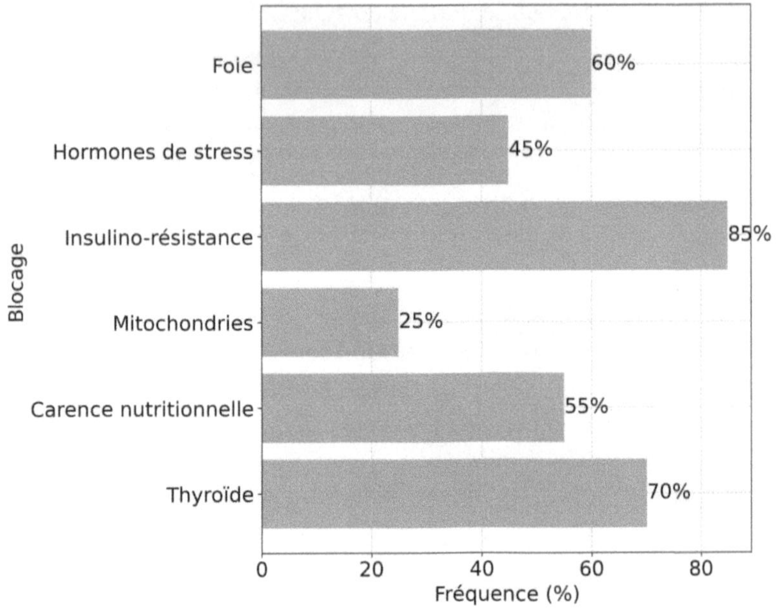

FOI: Foie

HOR: Hormones de stress

INS: Insulino-résistance

MIT: Mitochondries

NUT: Carence nutritionnelle

THY: Thyroïde

Le diagramme à barres horizontales visualise la fréquence relative de différents blocages métaboliques. Une barre plus longue indique une prévalence plus élevée du blocage respectif. Les blocages dans le domaine de la résistance à l'insuline et du métabolisme thyroïdien semblent être particulièrement fréquents et doivent donc être particulièrement pris en compte lors de la planification d'une cure métabolique. La fréquence relativement faible des troubles mitochondriaux indique que ceux-ci sont pertinents, mais moins répandus.

Stratégies de solution

Surmonter un blocage métabolique nécessite une approche multifacette, basée sur les causes individuelles et la situation de vie respective. La base repose sur une analyse complète des habitudes de vie personnelles, y compris le régime alimentaire, le niveau d'activité physique et le comportement de sommeil. À partir de cela, des stratégies ciblées peuvent être développées pour rétablir l'équilibre métabolique. Un point d'approche important est le changement de régime alimentaire. Une réduction des aliments hautement transformés, des boissons sucrées et des graisses malsaines au profit d'aliments complets et riches en fibres, tels que les légumes, les fruits, les légumineuses et les protéines maigres, peut avoir un impact positif sur le métabolisme. Par exemple, élargir son plan de repas quotidien avec plusieurs portions de légumes fournit au corps des vitamines, des minéraux et des phytonutriments essentiels qui soutiennent les fonctions métaboliques. L'exercice joue également un rôle crucial. Une activité physique régulière, qu'il s'agisse d'endurance comme le jogging ou la natation, ou d'entraînement en force, stimule le métabolisme, favorise la perte de graisse et améliore la insulinsensitivitaet. Même 30 minutes de marche rapide par jour peuvent faire une différence significative. De plus, un sommeil suffisant est essentiel pour un métabolisme fonctionnel. Un manque chronique de sommeil peut entraîner des déséquilibres hormonaux qui affectent négativement le métabolisme et favorisent les fringales. Un rythme de sommeil régulier et une durée de sommeil adéquate de sept à huit heures par nuit contribuent à réguler le métabolisme et à améliorer le bien-être général. La gestion du stress est un autre facteur important. Un stress persistant peut entraîner des niveaux élevés de cortisol, ce qui peut à son tour nuire au métabolisme et favoriser le stockage de graisse viscérale. Des techniques de relaxation telles que le yoga, la méditation ou l'entraînement autogène peuvent aider à réduire le stress et à influencer positivement le métabolisme. La combinaison de ces mesures – une alimentation équilibrée, une activité physique régulière, un sommeil suffisant et une gestion efficace du stress – constitue une approche holistique pour surmonter les blocages métaboliques et promouvoir la santé à long terme. Pour prendre en compte les besoins individuels et obtenir des résultats optimaux, la collaboration avec des conseillers en nutrition, des thérapeutes sportifs ou d'autres professionnels qualifiés peut être judicieuse. Ceux-ci peuvent, en tenant compte de la situation personnelle, développer un plan sur mesure et soutenir la mise en œuvre des stratégies. Il est important de comprendre que la résolution d'un blocage métabolique est un processus qui nécessite du temps, de la patience et de l'engagement. Des changements durables des habitudes de vie sont la clé d'un métabolisme sain à long terme et d'un bien-être amélioré.

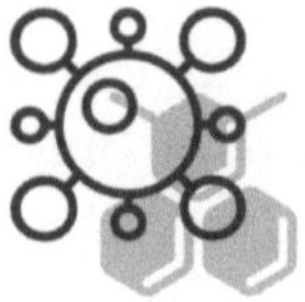

Bon à savoir

Graisse viscérale

La graisse viscérale est la graisse qui s'accumule autour des organes internes dans la cavité abdominale. Elle est particulièrement dangereuse car elle peut favoriser l'inflammation et augmenter le risque de maladies métaboliques. Un programme métabolique sans HCG peut aider à réduire la graisse viscérale et ainsi diminuer le risque de maladies métaboliques.

Solutions de blocage métabolique

Répartition des solutions pour les blocages métaboliques courants.

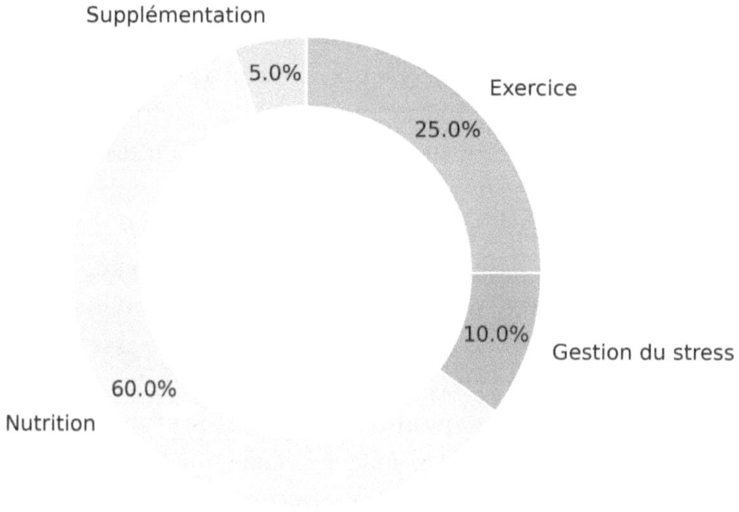

EXE: Exercice (par exemple, entraînement de résistance, cardio)
NUT: Ajustements nutritionnels (par exemple, macros équilibrés, élimination des aliments transformés)
GES: Gestion du stress (par exemple, pleine conscience, sommeil suffisant)
SUP: Supplémentation (par exemple, vitamines, minéraux)

La plus grande partie des solutions se concentre sur les ajustements nutritionnels, soulignant l'importance de l'alimentation pour surmonter les blocages métaboliques. L'exercice et la gestion du stress jouent des rôles de soutien, ce qui suggère qu'une approche holistique est nécessaire pour une fonction métabolique optimale. La supplémentation représente une partie plus petite, mais toujours significative, de la stratégie de solution, indiquant éventuellement des interventions ciblées pour des carences ou des blocages spécifiques.

Mesures de prévention

Les mesures de prévention contre les blocages métaboliques visent à empêcher l'apparition de la blocage dès le départ ou à minimiser le risque. Un mode de vie sain, basé sur une alimentation équilibrée, une activité physique régulière et un repos suffisant, constitue la base. Une alimentation riche en aliments non transformés, tels que les légumes, les fruits, les céréales complètes et les protéines maigres, fournit au corps les nutriments nécessaires sans surcharger le métabolisme. Boire environ 2 litres d'eau par jour soutient les processus naturels de détoxification du corps et favorise les fonctions métaboliques. L'activité physique, que ce soit par le sport, des promenades ou des activités quotidiennes comme monter des escaliers, stimule le métabolisme et améliore la insulinsensitivitaet. Même de petits changements dans la vie quotidienne, comme passer de la voiture au vélo ou faire une courte promenade pendant la pause déjeuner, peuvent avoir des effets positifs. En plus de l'alimentation et de l'exercice, la gestion du stress joue également un rôle important. Les techniques de relaxation, telles que la méditation ou la relaxation musculaire progressive, peuvent aider à réduire les hormones de stress et ainsi alléger le métabolisme. Le stress chronique peut en effet entraîner des niveaux élevés de cortisol, ce qui peut nuire au métabolisme et favoriser le stockage de viszeralem_fett. Il est conseillé d'éviter les régimes avec un contrôle strict des calories, car ceux-ci peuvent augmenter le niveau de stress et avoir des effets négatifs sur le bien-être psychologique. Au lieu de cela, il est plus judicieux d'opter pour un changement alimentaire à long terme avec des aliments sains et de se concentrer sur le plaisir de manger et l'alimentation intuitive. Par exemple, choisir des repas faits maison avec des ingrédients frais plutôt que des plats préparés au dîner peut non seulement influencer positivement le métabolisme, mais aussi réduire le risque de fringales liées au stress. Un sommeil suffisant est également essentiel pour un métabolisme fonctionnel. Un rythme de

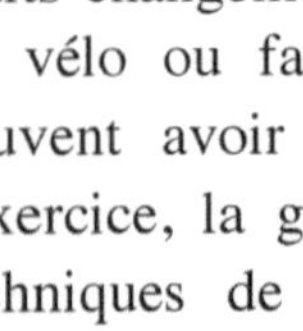

sommeil régulier et sept à huit heures de sommeil par nuit soutiennent la régénération du corps et contribuent à un équilibre hormonal. En combinant ces mesures – alimentation saine, activité physique régulière, gestion du stress et sommeil suffisant – il est possible de prévenir efficacement les blocages métaboliques et de créer les bases d'un bien-être à long terme.

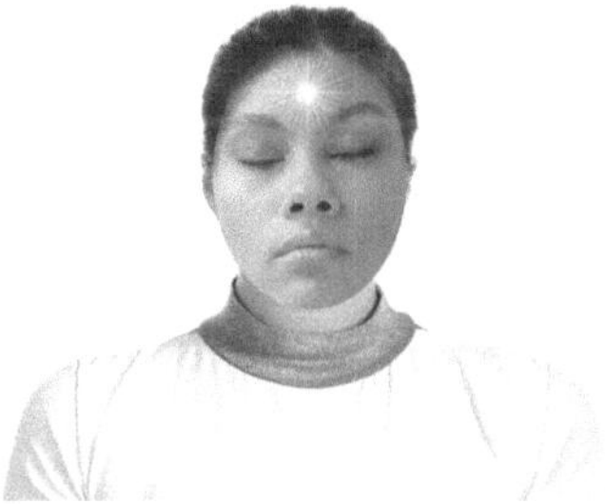

Méditation [i41]

Efficacité des stratégies de prévention du blocage métabolique (sans HCG)

Impact des mesures préventives sur les problèmes courants de ralentissement métabolique pendant un régime sans HCG.

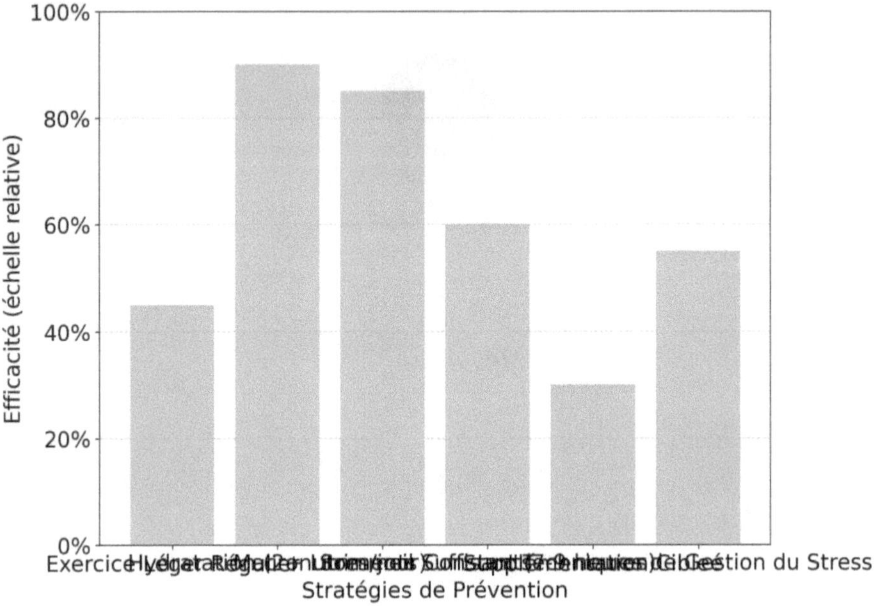

Ex: Exercice Léger Régulier

Hyd: Hydratation (2+ Litres/jour)

Mac: Macronutriments Constants

Sle: Sommeil Suffisant (7-9 heures)

Str: Techniques de Gestion du Stress

Sup: Supplémentation Cibleé

Le graphique met en évidence l'efficacité de diverses stratégies pour prévenir le ralentissement métabolique pendant un régime sans HCG. L'hydratation et un apport constant en macronutriments semblent être particulièrement efficaces, ce qui suggère qu'ils jouent un rôle crucial dans le maintien de la fonction métabolique. Bien que la gestion du stress et un sommeil suffisant montrent des effets positifs, leur impact est moins prononcé. Ces données soulignent l'importance d'une approche holistique du régime alimentaire, en privilégiant non seulement les restrictions alimentaires, mais aussi les facteurs liés au mode de vie pour une performance métabolique optimale.

Conseils concrets

- Augmentez votre activité métabolique grâce à des bains de pieds alternés, en plongeant vos pieds tour à tour dans de l'eau froide et chaude.
- Intégrez le « oil pulling » dans votre routine matinale pour détoxifier votre cavité buccale et soutenir indirectement votre métabolisme.
- Buvez de l'eau au gingembre avec un filet de citron et de miel pour stimuler votre métabolisme et renforcer votre système immunitaire.
- Brossez votre corps avant de prendre une douche avec une brosse en fibres naturelles dans la direction du cœur pour favoriser la circulation sanguine et le flux lymphatique.
- Expérimentez avec le pouvoir curatif des épices : ajoutez de la cannelle à votre café ou du curcuma à vos légumes.
- Offrez-vous une carafe de bouillon de légumes fait maison pour fournir à votre corps des minéraux essentiels et soutenir la digestion.
- Respirez consciemment et profondément dans votre ventre pour améliorer l'oxygénation de vos cellules et activer votre métabolisme.
- Créez des rituels qui soutiennent votre métabolisme, comme une promenade matinale ou un bain relaxant le soir.
- Considérez votre métabolisme comme votre allié personnel et prenez-en soin avec attention et respect.

Révision - 4. Réinitialisation du métabolisme

Une réinitialisation du métabolisme, comme celle visée par un programme de métabolisme sans HCG, offre l'opportunité d'optimiser vos fonctions corporelles et d'améliorer durablement votre santé. Il ne s'agit pas seulement de perte de poids, mais d'une approche holistique qui prend en compte la fonction hépatique, la santé intestinale, la régénération cellulaire, l'équilibre hormonal et la sensibilité à l'insuline. Le succès dépend en grande partie de votre compréhension de ces relations complexes et de votre volonté d'adapter vos habitudes de vie en conséquence.

Commencez par un état des lieux de votre situation actuelle. Analysez vos habitudes alimentaires, votre comportement physique, votre rythme de sommeil et votre gestion du stress. Où voyez-vous un potentiel d'optimisation ? Une alimentation riche en fibres, avec beaucoup de fruits et légumes frais, soutient à la fois votre foie et vos intestins. Intégrez régulièrement de l'exercice dans votre quotidien pour améliorer votre sensibilité à l'insuline et stimuler la combustion des graisses. Veillez à avoir un sommeil suffisant pour stabiliser votre équilibre hormonal et prévenir les fringales. Des techniques de relaxation comme le yoga ou la méditation peuvent vous aider à réduire le stress et ainsi abaisser votre niveau de cortisol.

La mise en œuvre d'une réinitialisation du métabolisme peut être associée à des défis. L'abandon de certains aliments, l'intégration du sport dans la vie quotidienne et l'établissement d'un rythme de sommeil régulier nécessitent discipline et planification. Soyez conscient qu'il s'agit d'un processus qui demande du temps et de la patience. Surtout au début, des revers légers peuvent survenir. Ne vous laissez pas décourager par cela, mais concentrez-vous sur vos objectifs à long terme. Cherchez du soutien si nécessaire. Un nutritionniste peut vous aider à élaborer un plan alimentaire personnalisé, un entraîneur personnel peut vous accompagner dans l'élaboration de votre programme d'entraînement.

Pour bénéficier durablement des effets positifs d'une réinitialisation du métabolisme, vous devez intégrer les connaissances acquises dans votre quotidien. Ne considérez pas le programme comme une mesure à court terme, mais comme une opportunité de changer durablement vos habitudes de vie. Veillez également, après la fin du programme, à maintenir une alimentation équilibrée, une activité physique régulière, un sommeil suffisant et une gestion efficace du stress. Ainsi, vous pourrez soutenir au mieux vos fonctions métaboliques et améliorer votre bien-être.

Une réinitialisation du métabolisme est un investissement dans votre santé. Avec les bonnes connaissances, la discipline nécessaire et une attitude positive, vous pouvez activer votre métabolisme, améliorer votre santé et vous sentir mieux dans votre corps. Profitez de l'occasion pour faire du bien à votre corps et posez les bases d'une vie saine et dynamique.

5. Succès à long terme

Combien de fois avez-vous réussi un régime, seulement pour vous retrouver des mois plus tard au point de départ ? Le chemin vers un poids corporel sain ressemble davantage à un marathon qu'à un sprint - il s'agit de changements durables plutôt que de succès à court terme. Une activité métabolique optimisée constitue la base de résultats durables. Les pages suivantes présentent des stratégies éprouvées pour sécuriser vos succès de manière permanente. Explorons ensemble comment faire de votre corps un allié efficace dans la lutte contre les kilos superflus.

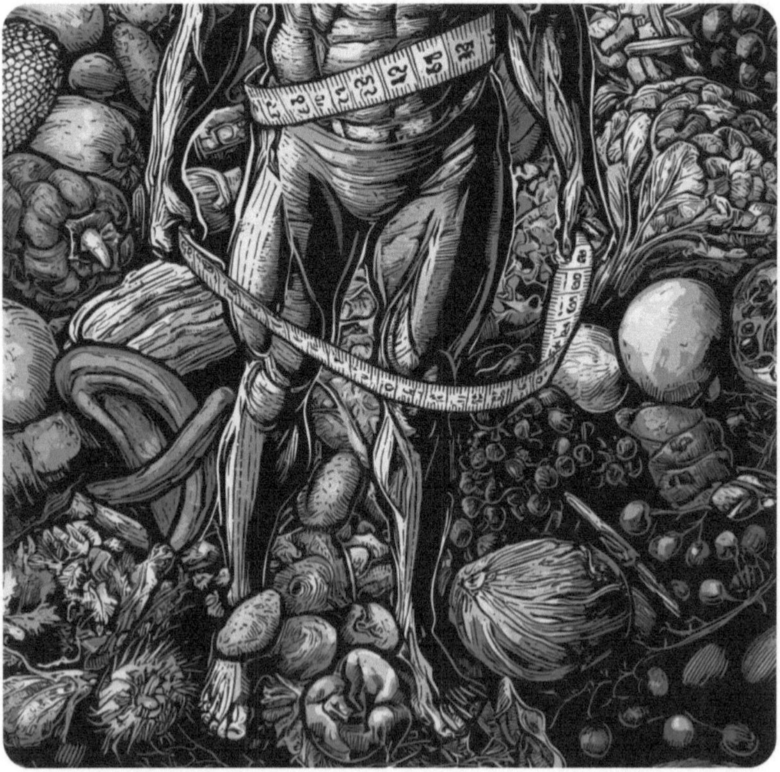

5. 1 Optimisation du métabolisme

Le succès à long terme dans la perte de poids nécessite plus qu'un régime à court terme. Le corps réagit à la réduction des calories par une diminution de la consommation d'énergie, ce qui complique le maintien du poids. Cette adaptation métabolique exige un changement durable des habitudes alimentaires et d'exercice pour préserver la masse corporelle sans graisse et stimuler le métabolisme. La capacité du corps à passer de manière flexible entre différentes sources d'énergie (flexibilité métabolique) joue un rôle crucial. Un métabolisme efficace, qui utilise de manière optimale à la fois le glucose et les acides gras, est la clé d'une perte de poids durable et d'une santé pérenne. Découvrez dans ce chapitre comment optimiser votre métabolisme grâce à des stratégies ciblées et activer naturellement votre combustion des graisses.

L'optimisation durable du métabolisme réussit grâce à la combinaison d'une alimentation adaptée, d'un exercice régulier et du développement d'une flexibilité métabolique qui permet au corps de passer efficacement d'une source d'énergie à une autre.

Changement permanent

Une optimisation durable du métabolisme sans HCG nécessite des changements de mode de vie durables. Il ne s'agit pas seulement de régimes à court terme, mais d'une adaptation à long terme de l'alimentation et de l'exercice [s65]. Le corps réagit à la restriction calorique par une diminution de la dépense énergétique [s66] [s65]. Cette adaptation métabolique influence le maintien du poids à long terme, car le corps essaie d'économiser de l'énergie. Pour contrer cela, il est important de maintenir la masse corporelle sans graisse, car celle-ci influence la dépense énergétique [s65]. Une façon d'influencer positivement le métabolisme à long terme est le intermittierendes_fasten [s67]. En limitant temporellement la prise alimentaire, la flexibilité métabolique est augmentée et le corps apprend à utiliser les graisses comme source d'énergie [s67]. À comparer avec une voiture hybride qui alterne entre essence et électricité, le corps apprend à passer plus efficacement entre différentes sources d'énergie. Les différentes méthodes de jeûne, comme l'alimentation à fenêtre temporelle, favorisent également un rythme circadien sain, qui est important pour l'équilibre métabolique [s67]. Le jeûne intermittent peut améliorer la insulinempfindlichkeit et réduire le risque de syndromes métaboliques [s67]. Il est souvent plus facile à intégrer dans la vie quotidienne que des régimes stricts, ce qui favorise l'adhésion à long terme [s67]. En plus de l'alimentation, le comportement physique joue également un rôle important [s66]. Une activité physique régulière aide à augmenter la dépense énergétique et à maintenir la masse corporelle sans graisse. Même après avoir atteint le poids souhaité, des adaptations métaboliques persistent, ce qui peut rendre une nouvelle prise de poids plus difficile [s66].

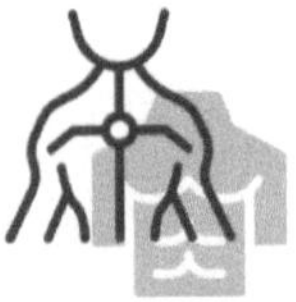

Ces changements durables dans le métabolisme peuvent même prédire le retour à un poids plus élevé [s66]. Des changements hormonaux, tels qu'une réduction de la insulinsekretion, contribuent à cette adaptation [s66]. Pour réussir à long terme, il est essentiel de prendre en compte les besoins individuels et le mode de vie [s65]. Une combinaison de restriction calorique, d'exercice régulier et d'une adaptation à long terme du mode de vie est cruciale pour une optimisation durable du métabolisme.

Bon à savoir

Adaptation métabolique

Le corps ajuste son métabolisme à des conditions modifiées, par exemple par une réduction de l'apport calorique. Cela peut entraîner une diminution de la dépense énergétique et rendre la perte de poids plus difficile.

Flexibilité métabolique

La capacité du corps à passer d'une source d'énergie à une autre, comme les glucides et les graisses. Une flexibilité métabolique accrue soutient le contrôle du poids et la santé générale.

Masse corporelle sans graisse

Désigne le poids corporel sans graisse corporelle. Un pourcentage plus élevé de masse corporelle sans graisse, en particulier de muscles, augmente le métabolisme de base et soutient la régulation du poids.

metabolische_flexibilitaet

La flexibilité métabolique décrit la capacité du corps à passer efficacement d'une source d'énergie à une autre – principalement le glucose et les acides gras – en fonction de leur disponibilité et des besoins. Un métabolisme hautement flexible peut rapidement et sans effort passer de la combustion des glucides à celle des graisses lorsque le glucose devient rare, par exemple pendant le jeûne ou lors d'un effort physique. Cette capacité d'adaptation est non seulement pertinente pour le contrôle du poids, mais aussi pour la santé générale et la performance. Un métabolisme flexible peut aider à maintenir des niveaux de sucre dans le sang stables et à optimiser la sécrétion d'insuline. En revanche, un métabolisme rigide, qui dépend principalement du glucose comme source d'énergie, peut conduire à une résistance à l'insuline, à une prise de poids et à un risque accru de maladies métaboliques. [s68] Les cellules cancéreuses présentent une forme particulière de flexibilité métabolique qui leur permet d'utiliser à la fois le glucose et d'autres nutriments pour leur croissance. Cette flexibilité complique le traitement du cancer, car les cellules peuvent rapidement adapter leur métabolisme pour contourner les thérapies visant à bloquer des voies métaboliques spécifiques. [s68] La recherche travaille sur des stratégies pour contrecarrer cette capacité d'adaptation des cellules cancéreuses afin de développer de nouvelles approches thérapeutiques. Pour un métabolisme sain au quotidien, il est utile de donner régulièrement au corps la possibilité de passer à la combustion des graisses. Cela peut être réalisé par des périodes prolongées sans apport alimentaire, comme le intermittierenden_fasten, ou par un régime pauvre en glucides. En s'adaptant à différentes sources d'énergie, on entraîne la flexibilité métabolique et favorise la combustion des graisses. Par exemple, ceux qui s'abstiennent de collations après le dîner jusqu'au petit-déjeuner le lendemain matin donnent au corps la possibilité de brûler davantage de graisses pendant

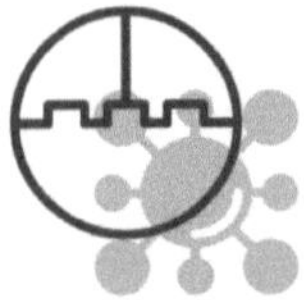

la nuit. Cela soutient le contrôle du poids et améliore la santé métabolique.

Bon à savoir

Acides gras

Lors d'un programme de métabolisme sans HCG, les acides gras servent de principale source d'énergie. L'augmentation de la combustion des graisses contribue à la réduction du poids.

Résistance à l'insuline

La résistance à l'insuline peut rendre la perte de poids difficile. Un programme de métabolisme sans HCG peut aider à améliorer la sensibilité à l'insuline et ainsi optimiser le métabolisme.

Flexibilité métabolique sans HCG

Flexibilité métabolique à travers différents ratios d'apport en macronutriments.

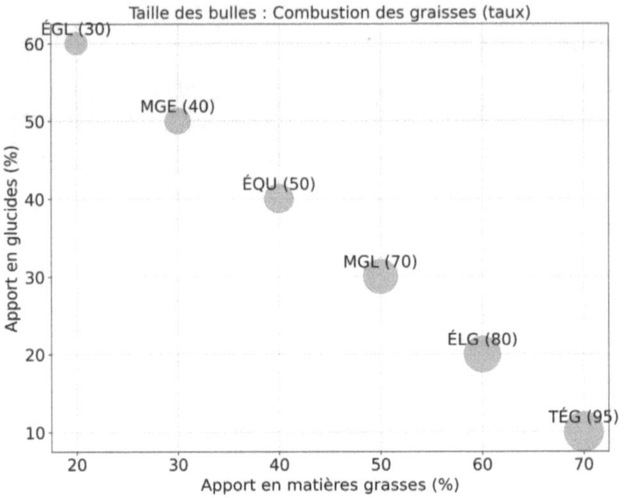

Blasengröße: Combustion des graisses (Taux)

ÉGL: Élevé en glucides, faible en matières grasses

ÉLG: Élevé en matières grasses, faible en glucides

ÉQU: Équilibré

MGE: Modéré en glucides, faible en matières grasses

MGL: Matières grasses modérées, Glucides faibles

TÉG: Très faible en glucides

Les individus ayant un apport élevé en glucides ont tendance à avoir une capacité de combustion des graisses plus faible, tandis que ceux ayant un apport élevé en graisses démontrent une plus grande flexibilité. Un apport modéré en protéines semble favoriser la flexibilité métabolique à travers divers ratios de macronutriments. Les individus ayant un très faible apport en glucides et un apport modéré en graisses semblent avoir la plus grande flexibilité métabolique.

Efficacité métabolique

L'efficacité métabolique décrit à quel point le corps extrait efficacement l'énergie des nutriments et l'utilise pour ses fonctions. Un métabolisme efficace consomme moins d'énergie pour la même performance et peut stocker plus facilement l'énergie excédentaire – souvent sous forme de graisse [s69]. Cela peut rendre la perte de poids plus difficile, car le corps gère les calories de manière plus économe. À l'inverse, une efficacité moindre signifie que plus d'énergie est brûlée, même au repos. L'efficacité du métabolisme est influencée par divers facteurs, notamment la prédisposition génétique, la régulation hormonale, la composition de la masse corporelle (rapport muscle-graisse) et la capacité du corps à passer d'un carburant à un autre – principalement le glucose et les acides gras [s70]. Cette flexibilité, connue sous le nom de metabolische_flexibilitaet, permet à un métabolisme efficace de passer rapidement entre la combustion des glucides et celle des graisses en fonction des besoins et de la disponibilité. Une haute sensibilité à l'insuline est corrélée à une meilleure efficacité métabolique et à un lien plus fort entre le changement du quotient respiratoire (RQ) et les acides gras circulants [s70]. Le RQ indique le rapport entre l'oxygène consommé et le dioxyde de carbone produit, et permet de déduire le type de source d'énergie utilisée. Par exemple, consommez des boissons contenant de la caféine pour augmenter la dépense énergétique au repos, surtout si vous êtes entraîné [s71]. La caféine stimule la mobilisation des lipides, probablement par une augmentation de la libération d'épinéphrine et l'oxydation subséquente des lipides [s71]. Cet effet est plus prononcé chez les personnes entraînées que chez celles qui ne le sont pas [s71]. Un autre facteur influençant l'efficacité métabolique est la réaction du corps à l'hypoxie (manque d'oxygène). Le foie peut maintenir l'homéostasie métabolique sous hypoxie à court terme en augmentant temporairement la capacité des chaînes respiratoires et en ajustant le métabolisme lipidique [s72]. Ces ajustements montrent à quel point le métabolisme est complexe et adaptable pour assurer l'approvisionnement en énergie même dans des conditions difficiles. Il est important de comprendre qu'une haute efficacité métabolique, bien qu'elle puisse rendre la perte de poids plus difficile, n'est pas intrinsèquement négative. Elle est un signe d'un métabolisme bien fonctionnant, capable d'utiliser efficacement les ressources.

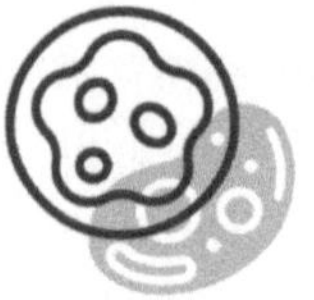

Bon à savoir

Homéostasie métabolique

L'homéostasie métabolique fait référence à la capacité du corps à maintenir un environnement interne stable en ce qui concerne le métabolisme. Un programme de métabolisme sans HCG vise à soutenir et à optimiser l'homéostasie métabolique en incitant le corps à utiliser les graisses comme principale source d'énergie et à améliorer la sensibilité à l'insuline.

Quotient respiratoire (RQ)

Le quotient respiratoire (RQ) est une mesure du rapport entre le dioxyde de carbone produit et l'oxygène consommé. Il indique quels nutriments le corps utilise principalement pour produire de l'énergie. Un RQ proche de 1 indique une combustion de glucides, tandis qu'un RQ proche de 0,7 indique une combustion de graisses. Dans le cadre d'un programme de métabolisme sans HCG, le RQ peut servir d'indicateur de la flexibilité métabolique et du succès de l'adaptation alimentaire.

Comparaison de l'efficacité métabolique (sans HCG)

Efficacité relative des différentes stratégies d'optimisation métabolique

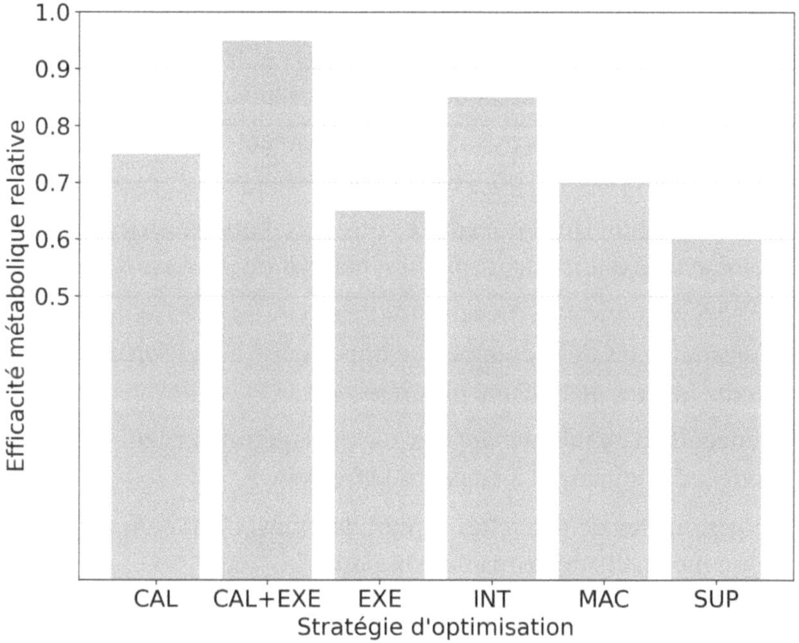

CAL: Restriction calorique

CAL+EXE: Restriction calorique + Exercice

EXE: Exercice

INT: Jeûne intermittent

MAC: Ajustement des macronutriments

SUP: Supplémentation

La restriction calorique combinée à l'exercice physique montre l'efficacité métabolique la plus élevée, suivie du jeûne intermittent. Bien que la supplémentation et les ajustements des macronutriments offrent une certaine amélioration, ils sont moins efficaces que les changements de mode de vie. Cela suggère que se concentrer sur le bilan énergétique et l'activité physique est essentiel pour maximiser l'efficacité métabolique.

Conseils concrets

- Connectez votre métabolisme à des expériences positives : savourez consciemment l'énergie après un repas sain ou le calme après une séance de sport.
- Imaginez votre métabolisme comme un système dynamique que vous pouvez influencer positivement par des choix attentifs.
- Entraînez votre perception sensorielle des aliments : concentrez-vous sur le goût et la texture pour manger de manière plus consciente.
- Créez un réseau de personnes qui soutiennent vos objectifs métaboliques et avec qui vous pouvez échanger des expériences.
- Développez un rituel qui active votre métabolisme chaque jour, comme un exercice de respiration matinal ou un verre d'eau citronnée.
- Considérez les défis comme une opportunité de renforcer et de rendre votre métabolisme plus résilient.
- Réfléchissez régulièrement aux facteurs qui influencent positivement votre métabolisme et à ceux qui le freinent.
- Expérimentez de nouvelles formes de mouvement pour stimuler votre métabolisme de manière ludique.
- Célébrez vos succès, peu importe leur taille, et renforcez ainsi votre motivation pour une optimisation métabolique à long terme.
- Visualisez votre objectif d'un métabolisme fonctionnant de manière optimale et ressentez l'énergie positive qui en émane.

5. 2 Gestion du poids

Le succès à long terme dans la gestion du poids nécessite plus que des régimes à court terme. Il s'agit de réguler durablement le poids corporel tout en préservant la masse musculaire. Cela représente un défi pour beaucoup, car le métabolisme, l'équilibre hormonal et les besoins individuels jouent un rôle crucial. Le maintien de la masse musculaire est essentiel, car les muscles augmentent le métabolisme de base et soutiennent la combustion des graisses. En même temps, il est important d'optimiser le métabolisme et de réduire efficacement les réserves de graisse. Lisez la suite pour découvrir comment vous pouvez atteindre des succès à long terme grâce à une gestion ciblée du poids et améliorer durablement votre santé.

La gestion durable du poids nécessite une combinaison d'une alimentation saine, d'une activité physique régulière et de l'optimisation des processus métaboliques tels que la combustion des graisses et le maintien de la masse musculaire.

Brûlage des graisses

Le brûlage des graisses, le processus par lequel les triglycérides stockés sont décomposés en acides gras libres et en glycérol pour produire de l'énergie, est un processus complexe régulé par l'équilibre hormonal. Un aspect important est le "metabolische_schalter", qui change le corps de l'utilisation du glucose à celle du brûlage des graisses. Cet interrupteur est activé lorsque les réserves de glycogène, la principale source d'énergie du corps, sont épuisées. Cela se produit généralement après 12 à 36 heures sans apport alimentaire, augmentant ainsi la lipolyse, la libération d'acides gras à partir des tissus adipeux [s73]. Le jeûne intermittent peut exploiter ce processus de manière ciblée et favoriser le brûlage des graisses. Il convient de noter que cette approche, similaire à une réduction continue des calories, soutient la perte de graisse tout en favorisant le maintien de la masse musculaire [s73]. Par exemple, une personne pratiquant le jeûne intermittent peut augmenter le brûlage des graisses en activant l'interrupteur métabolique, sans perdre de masse musculaire significative. Outre l'alimentation, des facteurs hormonaux et l'état de santé général influencent également le brûlage des graisses. Chez les femmes atteintes du syndrome des ovaires polykystiques (SOPK), le surpoids est souvent associé à des troubles métaboliques et à des problèmes de reproduction [s74]. Une perte de poids modérée de 5 à 10 % peut déjà avoir des effets positifs sur le cycle menstruel et améliorer les fonctions métaboliques [s74]. Dans le cadre d'une intervention sur le mode de vie, qui comprend non seulement des changements alimentaires mais aussi une activité physique régulière, il est possible de réduire non seulement l'indice androgène libre (FAI), mais aussi d'améliorer le profil lipidique et d'augmenter la insulinempfindlichkeit [s75]. Ces améliorations contribuent à réduire le risque de maladies cardiovasculaires et de diabète [s74]. Une réduction de poids lente et contrôlée est non seulement plus efficace, mais aussi plus saine. Une

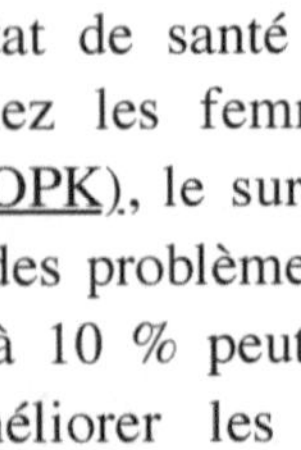

perte de poids trop rapide, par exemple plus de 5 à 10 % du poids corporel en six mois, peut favoriser la formation de calculs biliaires, en particulier chez les femmes [s76]. Une alimentation équilibrée, une activité physique régulière et une gestion saine du poids sont donc essentielles pour un brûlage optimal des graisses et un bien-être général. En combinant ces mesures, il est possible d'influencer positivement les processus métaboliques et hormonaux et de minimiser les risques pour la santé.

Bon à savoir

Jeûne intermittent

Le jeûne intermittent est un modèle alimentaire où des phases de repas alternent avec des phases de jeûne. Il peut influencer le métabolisme et soutenir le brûlage des graisses dans le cadre d'un programme de métabolisme sans HCG.

Syndrome des ovaires polykystiques (SOPK)

Le SOPK est un trouble hormonal qui survient chez les femmes en âge de procréer. Un programme de métabolisme sans HCG peut aider à améliorer les troubles métaboliques et les problèmes de poids associés au SOPK.

Sources d'énergie pour la combustion des graisses

Principales sources d'énergie lors d'un régime métabolique (sans HCG).

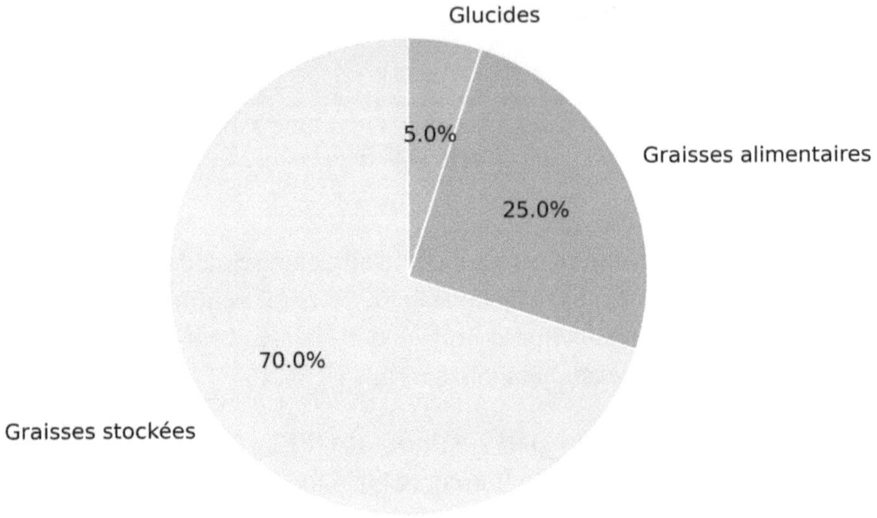

- CAR: Glucides
- DF: Graisses alimentaires
- FAT: Graisses stockées

Ce graphique souligne la dépendance du corps aux graisses stockées comme principale source d'énergie lors d'un régime métabolique sans HCG. Bien que les graisses alimentaires contribuent, la part significativement plus importante des graisses stockées démontre l'efficacité de cette approche pour favoriser la perte de poids. La faible contribution des glucides suggère une dépendance réduite aux sucres pour l'énergie.

Maintien musculaire

Maintenir la masse musculaire est important lors d'une réduction de poids, car le tissu musculaire consomme plus d'énergie que le tissu adipeux. Un pourcentage musculaire plus élevé augmente donc le grundumsatz, ce qui facilite le contrôle du poids à long terme. [s77] Pour minimiser la perte de masse musculaire pendant un régime hypocalorique, un apport protéique suffisant est essentiel. Les personnes âgées ont besoin d'environ 1,0 à 1,2 gramme de protéines par kilogramme de poids corporel par jour pour maintenir leur masse musculaire. Ainsi, une personne pesant 70 kg a besoin de 70 à 84 grammes de protéines par jour. La répartition de l'apport protéique tout au long de la journée - idéalement sur plusieurs petits repas – optimise la synthèse des protéines musculaires. [s77] En plus de l'apport en protéines, le intermittierendes_fasten peut soutenir le maintien musculaire en incitant le corps à utiliser des acides gras et des cétones comme source d'énergie. [s78] Ce metabolische_umstellung favorise non seulement la combustion des graisses, mais maintient également la fonction des cellules musculaires pendant de longues périodes sans apport alimentaire. Les triglycérides stockés dans les cellules musculaires servent de source d'énergie supplémentaire. [s78] En combinant un apport protéique suffisant avec le jeûne intermittent, il est possible d'optimiser le maintien musculaire pendant une réduction de poids et d'influencer positivement le métabolisme.

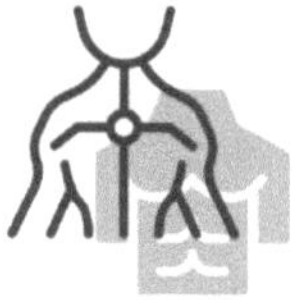

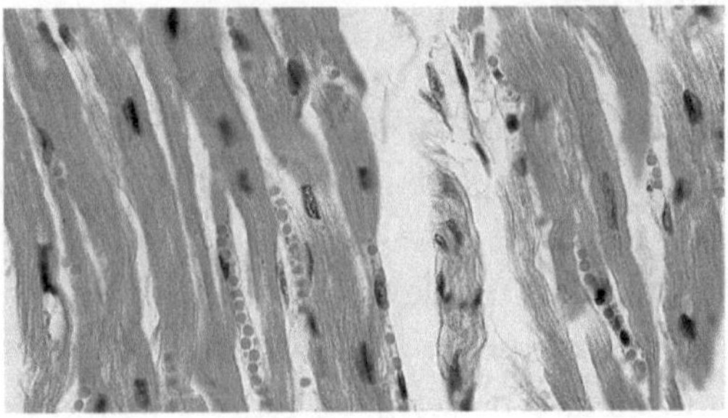

tissu musculaire [i42]

Bon à savoir

Synthèse des protéines musculaires
La synthèse des protéines musculaires est le processus par lequel le corps construit de nouvelles protéines dans les muscles. Un apport protéique suffisant et un entraînement régulier stimulent ce processus. Dans le cadre d'un programme de métabolisme sans HCG, la synthèse des protéines musculaires est importante pour prévenir la dégradation musculaire pendant la réduction de poids et maintenir la masse musculaire.

Triglycérides
Les triglycérides sont la forme de graisse la plus courante dans le corps et servent de réserve d'énergie. Ils se trouvent dans le sang et dans le tissu adipeux. Dans le contexte d'un programme de métabolisme sans HCG, les triglycérides stockés dans les cellules musculaires peuvent être utilisés comme source d'énergie, en particulier pendant le jeûne intermittent.

Stratégies métaboliques

Influence sur le maintien musculaire

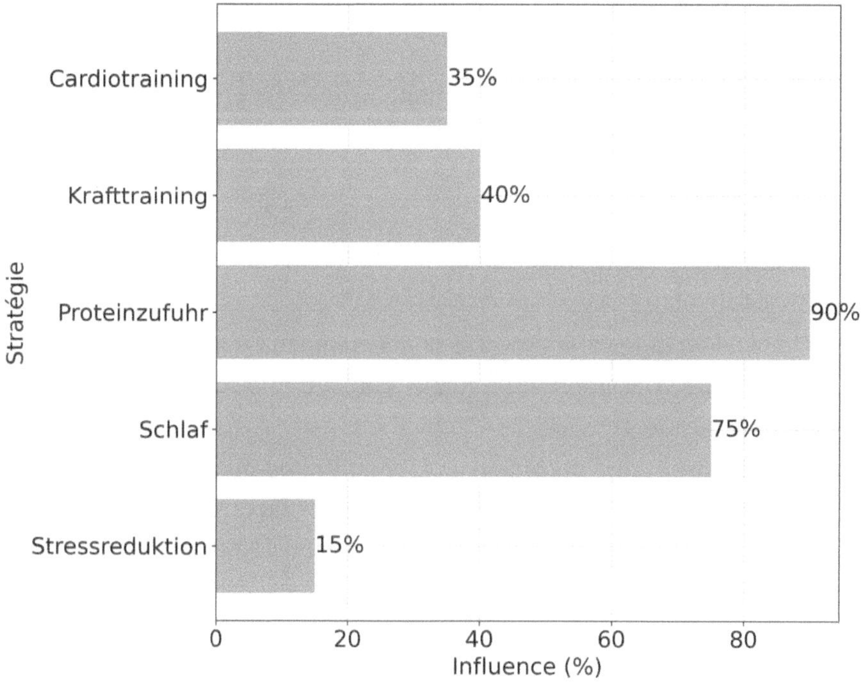

CAR: Cardio-training

KRA: Musculation

PRO: Apport protéique

SCH: Sommeil

STR: Réduction du stress

Le diagramme à barres horizontales visualise l'influence relative de différentes stratégies sur le maintien musculaire pendant une cure métabolique sans HCG. Un apport protéique plus élevé montre l'effet le plus important, suivi de la musculation. Un sommeil suffisant et la réduction du stress contribuent également, bien que moins fortement, au maintien de la masse musculaire. Le cardio-training a le moins d'influence.

Conseils concrets

- Trouvez votre rythme personnel pour le mouvement et les repas et respectez-le de manière cohérente pour soutenir votre corps dans son équilibre naturel.
- Transformez vos repas en petites œuvres d'art en expérimentant avec les couleurs, les formes et les saveurs, stimulant ainsi vos sens et votre métabolisme.
- Développez une sensibilité à la langue de votre corps : apprenez à distinguer la faim de l'appétit et réagissez consciemment aux signaux de votre métabolisme.
- Créez un havre de paix chez vous, où vous pouvez vous détendre et savourer vos repas tranquillement, afin de favoriser la digestion et le métabolisme.
- Considérez la gestion de votre poids comme une aventure, au cours de laquelle vous apprenez à mieux connaître votre corps et ses besoins.
- Transformez votre quotidien en laboratoire de mouvement et découvrez de manière ludique de nouvelles façons de stimuler votre métabolisme, comme danser en cuisinant ou équilibrer sur le chemin du travail.
- Laissez-vous inspirer par la nature et intégrez les saisons dans votre gestion du poids : mangez des plats légers et rafraîchissants en été et des plats réconfortants et nourrissants en hiver.
- Célébrez les petites réussites sur votre chemin vers le poids souhaité avec un rituel qui vous apporte de la joie, comme un bain relaxant ou un bon livre.

5. 3 Adaptation du mode de vie

Le succès à long terme d'un programme de métabolisme nécessite des changements de mode de vie durables. Le sommeil, la gestion du stress et les schémas de comportement influencent les hormones, les processus métaboliques et, en fin de compte, le succès de vos efforts. Ces facteurs peuvent entraîner une prise de poids, des fringales et des problèmes métaboliques s'ils ne sont pas en équilibre. Une transition réussie nécessite des changements permanents et l'intégration de nouvelles habitudes dans la vie quotidienne. Cela représente un défi pour beaucoup, mais offre en même temps la possibilité d'une plus grande énergie, d'une meilleure santé et d'un bien-être accru. Prêt à influencer positivement votre métabolisme et votre vie à long terme ? Lisez la suite et découvrez comment optimiser ces facteurs essentiels.

Le succès durable dans le changement de mode de vie et la régulation du poids repose sur la combinaison d'un sommeil suffisant, de la gestion du stress et de l'établissement de nouvelles habitudes grâce à la motivation intrinsèque, des objectifs réalistes et un soutien social.

Optimisation du sommeil

Le sommeil est essentiel pour un métabolisme fonctionnel. Il influence les hormones et les processus métaboliques qui sont cruciaux pour la régulation du poids et la santé générale [s79]. Une perturbation de ces processus peut entraîner divers problèmes, tels que l'obésité, le diabète et la résistance à l'insuline [s79]. Les hormones leptine et ghréline, qui régulent l'appétit, sont directement affectées par le manque de sommeil. La leptine signale au cerveau la satiété, tandis que la ghréline stimule la faim. Un sommeil insuffisant peut réduire le niveau de leptine et augmenter celui de ghréline, entraînant une sensation de faim accrue et une augmentation de l'apport calorique. Ce déséquilibre hormonal peut favoriser une prise de poids et des problèmes métaboliques. Par exemple, ceux qui dorment seulement quelques heures par nuit peuvent ressentir des fringales pour des aliments riches en calories pendant la journée. Un rythme de sommeil régulier soutient la production hormonale naturelle et aide à éviter les crises de fringales. En plus de la leptine et de la ghréline, le sommeil influence également le niveau de cortisol. Le cortisol est une hormone de stress qui, en quantités élevées, peut entraîner une accumulation accrue de graisse abdominale. Un manque de sommeil chronique augmente le niveau de cortisol, ce qui peut avoir des effets négatifs à long terme sur le métabolisme et le poids. La qualité du sommeil affecte également la tolérance au glucose, c'est-à-dire la capacité du corps à transporter le sucre du sang vers les cellules. Les troubles du sommeil peuvent altérer la tolérance au glucose et augmenter le risque de diabète de type 2. En particulier, le sommeil

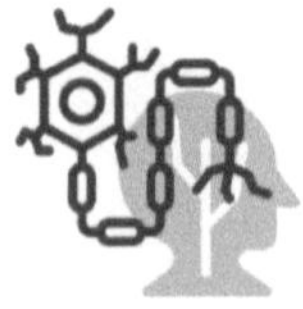

profond, également connu sous le nom de sommeil à ondes lentes, est important pour l'homéostasie du glucose, c'est-à-dire le maintien d'un niveau de sucre dans le sang stable [s79]. Les circadianen_rhythmen, notre horloge biologique interne, sont également étroitement liés au sommeil et au métabolisme [s79]. Ces rythmes régulent diverses fonctions corporelles, y compris la production d'hormones et le métabolisme. Le travail de nuit ou des horaires de sommeil irréguliers peuvent perturber les rythmes circadiens et influencer la production de mélatonine et de cortisol [s79]. La mélatonine est une hormone qui régule le cycle veille-sommeil. Un rythme de mélatonine perturbé peut entraîner des problèmes de sommeil et des troubles métaboliques. Pour minimiser les effets négatifs, il est utile de maintenir un rythme de sommeil aussi régulier que possible, même en cas de travail de nuit, et d'optimiser l'hygiène du sommeil. Cela signifie créer un environnement de sommeil sombre et calme, éviter la caféine et l'alcool avant de se coucher, et respecter des horaires de sommeil réguliers. Ces mesures peuvent contribuer à soutenir les rythmes circadiens naturels et à influencer positivement le métabolisme.

Bon à savoir

Hygiène du sommeil

L'hygiène du sommeil englobe toutes les mesures qui contribuent à un sommeil sain et réparateur. Une bonne hygiène du sommeil, comme un rythme de sommeil régulier et un environnement de sommeil optimal, est particulièrement importante lors d'un programme de métabolisme sans HCG pour soutenir le métabolisme et favoriser la perte de poids.

Sommeil à ondes lentes

Le sommeil à ondes lentes, également appelé sommeil profond, est la phase de sommeil la plus importante pour la régénération physique et la production hormonale. Un sommeil profond suffisant pendant un programme de métabolisme sans HCG soutient l'équilibre hormonal naturel, essentiel pour un métabolisme sain et une régulation réussie du poids.

Tolérance au glucose

La tolérance au glucose décrit la capacité du corps à transporter le sucre du sang vers les cellules. Une tolérance au glucose améliorée est un objectif important lors d'un programme de métabolisme sans HCG, car elle aide à maintenir un niveau de sucre dans le sang stable et à réduire le risque de résistance à l'insuline et de diabète. L'exercice régulier et une alimentation équilibrée favorisent la tolérance au glucose.

Optimisation du sommeil pour l'équilibre métabolique

Distribution idéale des phases de sommeil pour une santé métabolique.

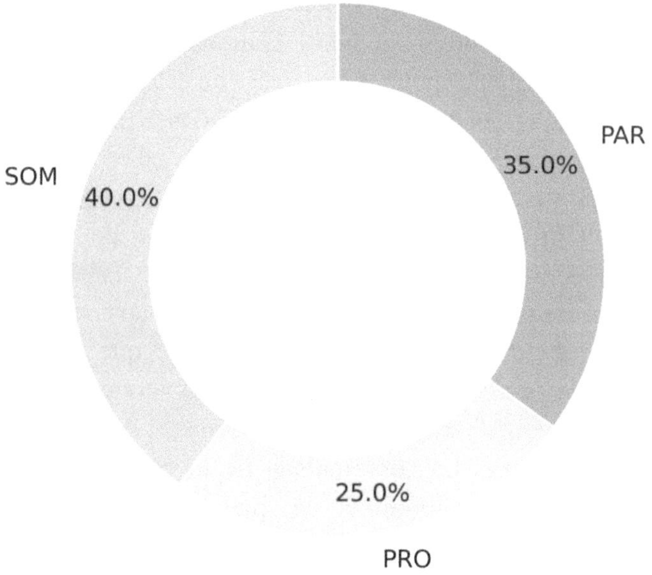

- PAR: Sommeil profond
- PRO: Sommeil paradoxal
- SOM: Sommeil léger

Prioriser le sommeil profond et le sommeil paradoxal est crucial pour la fonction métabolique et la régulation hormonale. Bien que le sommeil léger soit important pour la transition entre les étapes, une portion significative de sommeil profond et paradoxal assure un repos réparateur et des processus métaboliques optimaux. Cette distribution reflète l'importance accordée à ces phases de sommeil critiques pour une meilleure santé métabolique au cours d'un programme métabolique sans HCG.

Réduction du stress

Le stress influence non seulement le bien-être émotionnel, mais aussi l'équilibre hormonal et les processus métaboliques. [s80] Le stress chronique peut entraîner une augmentation de la sécrétion de cortisol, ce qui affecte l'appétit et le métabolisme des graisses, favorisant ainsi la prise de poids, en particulier au niveau abdominal. [s80] L'alimentation émotionnelle, où la nourriture est utilisée pour faire face au stress, peut également compliquer la régulation du poids. [s80] Par conséquent, des stratégies de réduction du stress sont importantes lors d'un programme de métabolisme. Parmi celles-ci, l'entraînement à la pleine conscience peut aider à reconnaître et à modifier les schémas de pensée et de comportement défavorables liés à l'alimentation. [s80] Grâce à la perception consciente des émotions et des signaux corporels, vous apprendrez à réagir différemment au stress, plutôt que de manger. Des exercices de pleine conscience, tels que la concentration sur la respiration ou une méditation de scan corporel, peuvent être intégrés dans la vie quotidienne. La combinaison de la pleine conscience avec d'autres mesures du programme de métabolisme peut également augmenter leur efficacité. [s80] En plus de la pleine conscience, l'exercice et des techniques de relaxation comme le yoga, la relaxation musculaire progressive ou autogenes_training sont utiles pour réduire le stress et améliorer le bien-être général. [s81] Intégrez des séances d'exercice régulières et des phases de relaxation dans votre quotidien. Ainsi, vous pourrez réduire le stress et soutenir positivement votre programme de métabolisme. [s82] La relaxation a un effet positif sur le niveau de cortisol et la qualité du sommeil, ce qui favorise à son tour le métabolisme et la régulation du poids. [s82]

Bon à savoir

Cortisol

Le cortisol est une hormone vitale qui joue un rôle important dans le programme de métabolisme sans HCG. Un niveau de cortisol constamment élevé peut nuire au métabolisme et rendre la perte de poids plus difficile. Par conséquent, la gestion du stress est un élément clé du changement de mode de vie.

Relaxation musculaire progressive

Lors de la relaxation musculaire progressive, différents groupes musculaires sont successivement contractés puis relâchés. Cette technique aide à dissoudre la tension physique pouvant être causée par le stress. Un état corporel détendu a un effet positif sur le métabolisme et l'équilibre hormonal.

Entraînement à la pleine conscience

L'entraînement à la pleine conscience aide à prendre conscience de ses habitudes alimentaires et à les modifier. Il soutient la gestion de l'alimentation émotionnelle et aide à éviter les fringales, ce qui favorise la régulation du poids pendant le programme de métabolisme.

Efficacité des techniques de réduction du stress

Comparaison des méthodes de réduction du stress

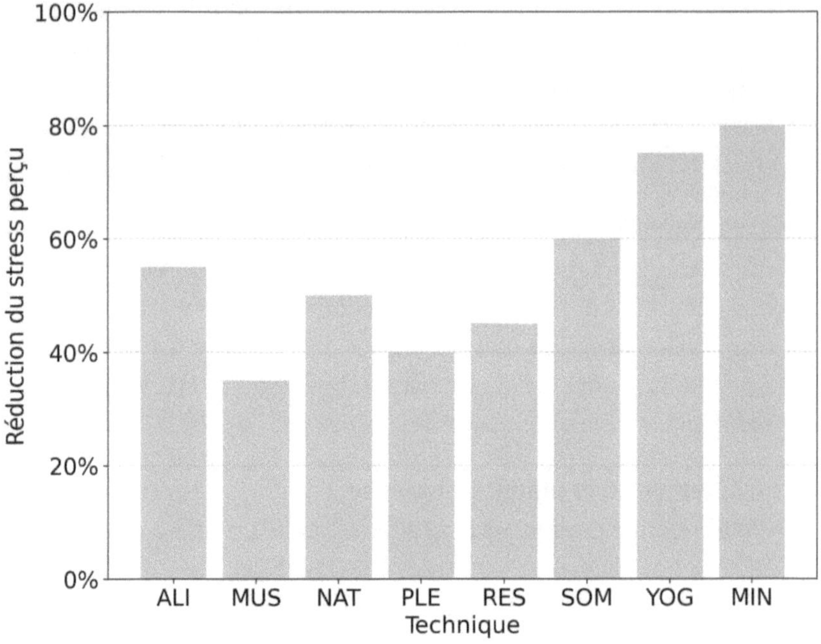

ALI: Alimentation saine

MUS: Musique

PLE: Lecture

SOM: Sommeil suffisant

MIN: Pleine conscience

NAT: Temps dans la nature

RES: Respiration profonde

YOG: Yoga

Ce graphique met en évidence l'efficacité variable des différentes techniques de réduction du stress. La pleine conscience et le yoga montrent le plus grand potentiel de réduction du stress, ce qui suggère qu'ils pourraient être particulièrement bénéfiques pour les personnes recherchant un soulagement significatif du stress. Bien que des techniques comme la respiration profonde et le temps passé dans la nature offrent une réduction modérée du stress, elles peuvent tout de même être des outils précieux. Il est important de se rappeler que les réponses individuelles aux techniques de réduction du stress varient, et trouver la bonne combinaison est la clé d'une gestion efficace du stress.

Changement de comportement

Le changement de comportement est la clé d'une adaptation durable du mode de vie et donc du succès d'une cure de métabolisme sans HCG. Il ne s'agit pas seulement de modifier temporairement ses habitudes alimentaires et d'exercice, mais d'établir de nouvelles habitudes qui mènent à un mode de vie plus sain à long terme. Un aspect important est la motivation. Celle-ci doit être intrinsèque, c'est-à-dire provenir d'un élan personnel, pour pouvoir agir durablement. Trouvez vos raisons personnelles pour le changement – que ce soit plus d'énergie, une meilleure santé ou un bien-être accru. Cette motivation intrinsèque vous aide à rester engagé même dans les phases difficiles. Un autre point est l'auto-efficacité, c'est-à-dire la conviction de pouvoir mettre en œuvre les changements souhaités. Fixez-vous des objectifs réalistes et décomposez les projets plus importants en étapes plus petites et plus faciles à atteindre. Chaque étape réussie renforce votre confiance en vous et augmente la motivation. Documentez vos progrès – un ernaehrungstagebuch ou une application peut vous aider à rendre vos succès visibles et à suivre votre parcours. L'intégration des nouveaux comportements dans la vie quotidienne est cruciale pour le succès à long terme. Associez de nouvelles habitudes à des routines déjà établies. Par exemple, si vous buvez un verre d'eau chaque matin après vous être levé, vous pouvez immédiatement après faire vos nouveaux exercices pendant cinq minutes. Ainsi, vous ancrez la nouvelle activité fermement dans votre routine quotidienne. Le soutien social de la famille et des amis peut également renforcer la motivation et faciliter le processus de changement. Trouvez des alliés qui vous soutiennent et avec qui vous pouvez partager vos expériences. L'échange avec d'autres personnes poursuivant des objectifs similaires offre également une motivation précieuse et un soutien. N'hésitez pas à demander un soutien professionnel si vous sentez que vous n'avancez pas seul. Un nutritionniste ou un coach peut vous fournir des stratégies

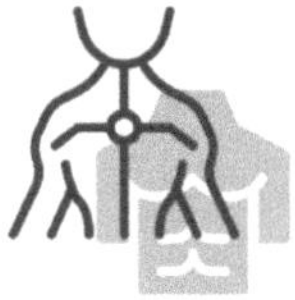

individuelles et vous accompagner sur votre chemin. Un changement alimentaire à long terme conduit à une amélioration de la composition corporelle, soutient la réduction du poids et optimise les processus métaboliques. Il est utile de se concentrer sur les aspects positifs du changement et de se récompenser régulièrement pour les succès atteints. Ainsi, la motivation reste durable.

Bon à savoir

Motivation intrinsèque

La motivation intrinsèque joue un rôle décisif dans le succès de la cure de métabolisme, car elle naît d'un élan intérieur et agit donc de manière plus durable que les contraintes extérieures. Elle est la clé pour adapter son alimentation à long terme et établir des habitudes saines qui influencent positivement le métabolisme.

Changement métabolique et mode de vie

Succès, durabilité et investissement en temps dans les changements de mode de vie liés à la santé métabolique.

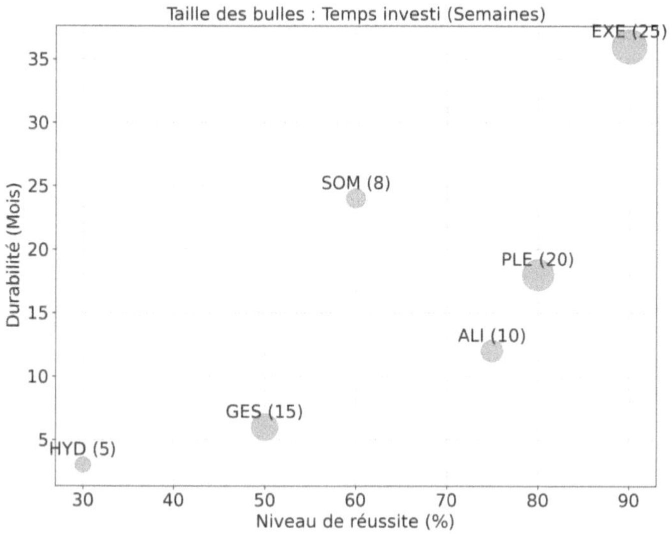

Blasengröße: Temps investi (Semaines)

ALI: Changements alimentaires	EXE: Routine d'exercice
GES: Gestion du stress	HYD: Augmentation de l'hydratation
PLE: Pratique de la pleine conscience	SOM: Amélioration du sommeil

Le graphique indique une corrélation entre le temps investi et le succès. Un investissement en temps plus important conduit généralement à un plus grand succès. Cependant, la durabilité n'est pas toujours corrélée au succès ou au temps, ce qui suggère que même les changements réussis peuvent ne pas être maintenus à long terme. Certains changements très réussis nécessitent moins de temps, ce qui indique des stratégies efficaces. Ceux qui ont moins de succès malgré un investissement en temps important peuvent nécessiter des approches différentes.

Conseils concrets

- Associez de nouvelles habitudes à des émotions positives pour les ancrer sur le long terme.
- Créez des points d'ancrage fixes dans votre routine quotidienne qui soutiennent vos nouvelles habitudes, par exemple, une promenade après le déjeuner.
- Exploitez la puissance de la musique : créez des playlists pour différentes activités, comme une playlist motivante pour votre entraînement ou une playlist relaxante pour vos moments de repos.
- Intégrez vos nouvelles habitudes dans votre environnement social : organisez des rencontres avec des amis pour cuisiner des repas sains ensemble ou pour faire du sport.
- Récompensez-vous régulièrement pour les étapes atteintes, mais choisissez des récompenses qui soutiennent votre succès à long terme, comme un nouveau livre de cuisine ou une journée de bien-être.
- Réfléchissez à vos progrès et à vos échecs et apprenez des deux : qu'est-ce qui a bien fonctionné, que pouvez-vous améliorer ?
- Visualisez votre futur moi avec les changements de mode de vie intégrés avec succès et ressentez l'énergie positive que cette image suscite en vous.
- Développez une culture de l'erreur positive : ne considérez pas les revers comme des échecs, mais comme une opportunité d'ajuster vos stratégies et de continuer avec force.
- Créez un environnement inspirant : accrochez des images ou des citations motivantes qui vous rappellent vos objectifs.

Révision - 5. Succès à long terme

Le succès à long terme dans l'optimisation du métabolisme, en particulier dans le cadre d'un programme de métabolisme sans HCG, repose sur une approche holistique qui va bien au-delà des régimes à court terme. Il s'agit de modifier durablement votre mode de vie et de développer une compréhension approfondie des relations complexes entre alimentation, activité physique, sommeil, gestion du stress et votre métabolisme. Bien que le corps réagisse à la restriction calorique par une perte de poids, il ajuste également sa consommation d'énergie pour économiser de l'énergie. Cette adaptation métabolique peut rendre le maintien du poids à long terme plus difficile. Pour contrer cet effet, il est essentiel de veiller non seulement à une réduction calorique équilibrée, mais aussi à la préservation de votre masse musculaire. Le tissu musculaire consomme plus d'énergie que le tissu adipeux, contribuant ainsi à un métabolisme de base plus élevé. Un apport protéique suffisant, idéalement réparti tout au long de la journée, est essentiel, en particulier pour les personnes âgées.

En plus de l'alimentation, la flexibilité métabolique joue un rôle crucial dans votre succès à long terme. Cela décrit la capacité de votre corps à passer efficacement d'une source d'énergie à une autre – principalement le glucose et les acides gras. Un métabolisme flexible peut facilement passer de la combustion des glucides à celle des graisses lorsque le glucose devient rare, par exemple pendant le jeûne ou lors d'une activité physique. Pour entraîner votre flexibilité métabolique, intégrez régulièrement des phases sans apport alimentaire dans votre quotidien, par exemple par le biais du jeûne intermittent. Expérimentez différentes méthodes de jeûne, comme l'alimentation à horaires restreints, et trouvez celle qui convient le mieux à votre mode de vie. Un régime pauvre en glucides peut également aider votre corps à s'habituer à la combustion des graisses. Gardez à l'esprit que l'adaptation prend du temps et nécessite de la patience.

Un autre facteur important pour un succès durable est l'optimisation du sommeil. Un sommeil suffisant, en particulier un sommeil profond, est essentiel pour un métabolisme fonctionnel. Le manque de sommeil perturbe l'équilibre hormonal, influence la régulation de l'appétit et peut entraîner des fringales. Veillez à avoir un rythme de sommeil régulier, créez un environnement de sommeil relaxant et évitez la caféine et l'alcool avant de vous coucher. La gestion du stress joue également un rôle important dans l'optimisation du métabolisme. Le stress chronique entraîne une augmentation de la sécrétion de cortisol, ce qui favorise la prise de poids, en particulier au niveau abdominal. Intégrez des techniques de relaxation telles que le yoga, la méditation ou la relaxation musculaire progressive dans votre quotidien pour réduire le stress et renforcer votre bien-être émotionnel.

En fin de compte, le changement de comportement durable est la clé du succès à long terme. Fixez-vous des objectifs réalistes, décomposez les projets plus importants en étapes plus petites et récompensez-vous pour les succès atteints. Documentez vos progrès, par exemple dans un journal alimentaire, pour maintenir votre motivation. Cherchez du soutien auprès de votre famille, de vos amis ou d'un coach professionnel. Le chemin vers l'optimisation du métabolisme est un voyage individuel qui nécessite du temps et de la patience. Restez engagé, croyez en vous et célébrez vos succès – vous verrez que vos efforts porteront leurs fruits à long terme et que vous pourrez atteindre vos objectifs.

Offres supplémentaires gratuites prévues

Nous sommes heureux de pouvoir vous proposer prochainement des matériels supplémentaires gratuits pour ce livre :

- Un chapitre bonus exclusif avec du contenu supplémentaire
- Un résumé compact du livre entier au format PDF
- Une version dramatique audio (En Projet)

La publication de ces matériels est prévue pour 2025.
N'hésitez pas à visiter notre site web dès aujourd'hui. Dès que notre service de newsletter sera lancé (prévu pour 2025), vous pourrez vous y inscrire pour recevoir des mises à jour et ne manquer aucune nouvelle concernant les offres supplémentaires gratuites.

www.SaageBooks.com/fr/
cure_metabolique_sans_hcg-bonus-QFSKXT

Chers lecteurs,

Nous sommes profondément honorés que vous ayez pris le temps de lire notre livre du début à la fin. Notre plus grand souhait est de vous apporter des perspectives précieuses et des conseils pratiques. Votre confiance en notre travail compte beaucoup pour nous. Nous espérons que cette lecture a été enrichissante pour vous. Si vous avez des questions ou des suggestions, n'hésitez pas à nous contacter via notre site web.

Si vous avez apprécié ce livre, nous serions très reconnaissants d'avoir une critique honnête. Vous pouvez facilement laisser votre évaluation honnête sur la plateforme de vente où vous avez acheté le livre.
Merci pour votre soutien !

Bendis Saage

Saage Media GmbH - Équipe

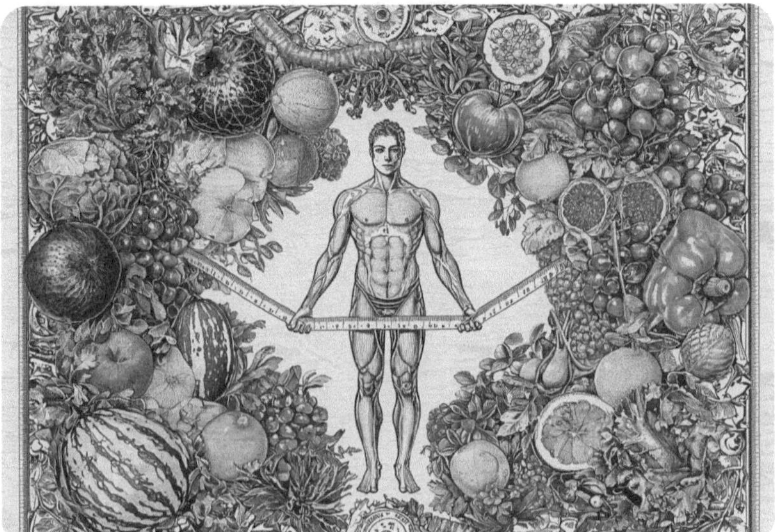

www.SaageBooks.com/fr

Découvrez plus ! Notre site web d'édition vous propose une sélection variée de livres supplémentaires. En plus des contenus gratuits et des bonus exclusifs, vous y trouverez des informations détaillées sur nos œuvres. Parcourez notre vaste offre numérique et laissez-vous inspirer par des expériences de lecture supplémentaires.

www.SaageBooks.com/fr

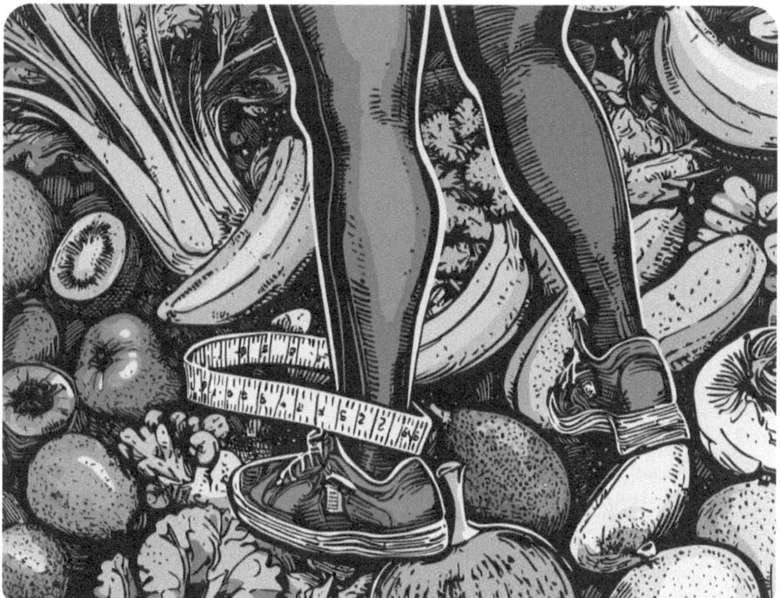

Sources

Nos sincères remerciements vont à tous les auteurs des sources scientifiques et non scientifiques citées, aux opérateurs des sites web référencés et aux créateurs des images, graphiques et études utilisés, dont le précieux travail a contribué à la création de ce livre.
Pour plus d'informations, nous vous recommandons de visiter les sites web sources.
Si vous découvrez des erreurs de correspondance ou d'autres incohérences, veuillez nous contacter.

Toutes les sources ont été consultées pour la dernière fois le: 2025-02-11

[s1] - https://pmc.ncbi.nlm.nih.gov/articles/PMC4324360/

Auteur:	Takara L Stanley, Steven K Grinspoon	**Titre:**	Effects of Growth Hormone Releasing Hormone on Visceral Fat, Metabolic and Cardiovascular Indices in Human Studies
par:	Massachusetts General Hospital and Harvard Medical School	**DOI:**	10.1016/j.ghir.2014.12.005
Date:	2014 Dec 20	**Site web:**	PubMed Central (PMC)
Éditeur:	Growth hormone & IGF research : official journal of the Growth Hormone Research Society and the International IGF Research Society		

[s2] - https://pmc.ncbi.nlm.nih.gov/articles/PMC9387720/

Auteur:	Matti L Gild, Mark Stuart, Roderick J Clifton-Bligh, Audrey Kinahan, David J Handelsman	**Titre:**	Thyroid Hormone Abuse in Elite Sports: The Regulatory Challenge
DOI:	10.1210/clinem/dgac223	**Date:**	2022 Apr 19
Site web:	PubMed Central (PMC)	**Éditeur:**	The Journal of Clinical Endocrinology and Metabolism

[s3] - https://pmc.ncbi.nlm.nih.gov/articles/PMC5783752/

Auteur:	Stephen D Anton, Keelin Moehl, William T Donahoo, Krisztina Marosi, Stephanie Lee, Arch G Mainous, III, Christiaan Leeuwenburgh, Mark P Mattson	**Titre:**	Flipping the Metabolic Switch: Understanding and Applying Health Benefits of Fasting
par:	National Center for Biotechnology Information (NCBI)	**DOI:**	10.1002/oby.22065
Date:	2017 Oct 31	**Site web:**	PubMed Central (PMC)
Éditeur:	Obesity (Silver Spring, Md.)		

[s4] - https://pmc.ncbi.nlm.nih.gov/articles/PMC9036397/

Auteur:	Jasper Most, Leanne Maree Redman	**Titre:**	Impact of calorie restriction on energy metabolism in humans
par:	Pennington Biomedical Research Center, Nutrition and Movement Sciences, Maastricht University Medical Center	**DOI:**	10.1016/j.exger.2020.110875
Date:	2020 Feb 11	**Site web:**	PubMed Central (PMC)
Éditeur:	Experimental gerontology		

[s5] - https://pmc.ncbi.nlm.nih.gov/articles/PMC4516560/

Auteur:	Ruth E Patterson, Gail A Laughlin, Dorothy D Sears, Andrea Z LaCroix, Catherine Marinac, Linda C Gallo, Sheri J Hartman, Loki Natarajan, Carolyn M Senger, María Elena Martí nez, Adriana Villaseñor	**Titre:**	INTERMITTENT FASTING AND HUMAN METABOLIC HEALTH
par:	Moores UCSD Cancer Center, University of California, San Diego	**DOI:**	10.1016/j.jand.2015.02.018
Date:	2015 Apr 6	**Site web:**	PubMed Central (PMC)

[s6] - https://pmc.ncbi.nlm.nih.gov/articles/PMC7589116/

Auteur:	Thomas M Barber, Stefan Kabisch, Andreas F H Pfeiffer, Martin O Weickert	**Titre:**	The Health Benefits of Dietary Fibre
DOI:	10.3390/nu12103209	**Date:**	2020 Oct 21
Site web:	PubMed Central (PMC)	**Éditeur:**	Nutrients

[s7] - https://pmc.ncbi.nlm.nih.gov/articles/PMC5783752/

Auteur:	Stephen D Anton, Keelin Moehl, William T Donahoo, Krisztina Marosi, Stephanie Lee, Arch G Mainous, III, Christiaan Leeuwenburgh, Mark P Mattson	**Titre:**	Flipping the Metabolic Switch: Understanding and Applying Health Benefits of Fasting
DOI:	10.1002/oby.22065	**Date:**	2017 Oct 31
Site web:	PubMed Central (PMC)		

[s8] - https://pmc.ncbi.nlm.nih.gov/articles/PMC8871334/

Auteur:	Abdullah Alfaifi, Salem Bahashwan, Mohammed Alsaadi, Hafiz Malhan, Aqeel Aqeel, Waiel Al-Kahiry, Hussein Almehdar, Ishtiaq Qadri	**Titre:**	Metabolic Biomarkers in B-Cell Lymphomas for Early Diagnosis and Prediction, as Well as Their Influence on Prognosis and Treatment
par:	King AbdulAziz University; Fayfa General Hospital, Ministry of Health; Prince Mohammed Bin Nasser Hospital, Ministry of Health	**DOI:**	10.3390/diagnostics12020394
Date:	2022 Feb 3	**Site web:**	PubMed Central (PMC)
Éditeur:	Diagnostics		

[s9] - https://pmc.ncbi.nlm.nih.gov/articles/PMC10200802/

Auteur:	Shanze Chen, Abdullah FUH Saeed, Quan Liu, Qiong Jiang, Haizhao Xu, Gary Guishan Xiao, Lang Rao, Yanhong Duo	**Titre:**	Macrophages in immunoregulation and therapeutics
DOI:	10.1038/s41392-023-01452-1	**Date:**	2023 May 22
Site web:	PubMed Central (PMC)	**Éditeur:**	Nature Publishing Group

[s10] - https://www.ncbi.nlm.nih.gov/books/NBK500006/

Auteur:	Muhammad A. Shahid, Muhammad A. Ashraf, Sandeep Sharma	**Titre:**	Physiology, Thyroid Hormone
par:	StatPearls Publishing	**Date:**	2023/06/05
Site web:	NCBI Bookshelf	**Éditeur:**	StatPearls Publishing

[s11] - https://pmc.ncbi.nlm.nih.gov/articles/PMC5783752/

Auteur:	Stephen D Anton, Keelin Moehl, William T Donahoo, Krisztina Marosi, Stephanie Lee, Arch G Mainous, III, Christiaan Leeuwenburgh, Mark P Mattson	**Titre:**	Flipping the Metabolic Switch: Understanding and Applying Health Benefits of Fasting
par:	University of Florida; National Institute on Aging Intramural Research Program; Johns Hopkins University School of Medicine	**DOI:**	10.1002/oby.22065
Date:	2017 Oct 31	**Site web:**	PubMed Central (PMC)

[s12] - https://pmc.ncbi.nlm.nih.gov/articles/PMC8471656/

Auteur:	Andreas Pinter, Peter Schwarz, Sascha Gerdes, Jan C Simon, Anja Saalbach, James Rush, Nima Melzer, Thomas Kramps, Benjamin Häberle, Maximilian Reinhardt	**Titre:**	Biologic Treatment in Combination with Lifestyle Intervention in Moderate to Severe Plaque Psoriasis and Concomitant Metabolic Syndrome: Rationale and Methodology of the METABOLyx Randomized Controlled Clinical Trial
DOI:	10.3390/nu13093015	**Date:**	2021 Aug 29
Site web:	PubMed Central (PMC)	**Éditeur:**	Nutrients

[s13] - https://www.ncbi.nlm.nih.gov/books/NBK500006/

Auteur:	Muhammad A. Shahid, Muhammad A. Ashraf, Sandeep Sharma	**Titre:**	Physiology, Thyroid Hormone
par:	StatPearls Publishing	**Date:**	2023/06/05
Site web:	NCBI Bookshelf	**Éditeur:**	StatPearls Publishing

[s14] - https://pmc.ncbi.nlm.nih.gov/articles/PMC5783752/

Auteur:	Stephen D Anton, Keelin Moehl, William T Donahoo, Krisztina Marosi, Stephanie Lee, Arch G Mainous, III, Christiaan Leeuwenburgh, Mark P Mattson	**Titre:**	Flipping the Metabolic Switch: Understanding and Applying Health Benefits of Fasting
par:	National Center for Biotechnology Information (NCBI)	**DOI:**	10.1002/oby.22065
Date:	2017 Oct 31	**Site web:**	PubMed Central (PMC)
Éditeur:	Obesity (Silver Spring, Md.)		

[s15] - https://pmc.ncbi.nlm.nih.gov/articles/PMC9227827/

Auteur:	Magda Correia, Francisco Santos, Rita da Silva Ferreira, Rita Ferreira, Bruno Bernardes de Jesus, Sandrina Nó brega-Pereira	**Titre:**	Metabolic Determinants in Cardiomyocyte Function and Heart Regenerative Strategies
par:	University of Aveiro	**DOI:**	10.3390/metabo12060500
Date:	2022 May 31	**Site web:**	PubMed Central (PMC)

[s16] - https://pmc.ncbi.nlm.nih.gov/articles/PMC10434832/

Auteur:	R Noah Perry, Diana Albarracin, Redouane Aherrahrou, Mete Civelek	**Titre:**	Network Preservation Analysis Reveals Dysregulated Metabolic Pathways in Human Vascular Smooth Muscle Cell Phenotypic Switching
par:	University of Virginia	**DOI:**	10.1161/CIRCGEN.122.003781
Date:	2023 Jun 30	**Site web:**	PMC
Éditeur:	Circulation. Genomic and Precision Medicine		

[s17] - https://pmc.ncbi.nlm.nih.gov/articles/PMC5783752/

Auteur:	Stephen D Anton, Keelin Moehl, William T Donahoo, Krisztina Marosi, Stephanie Lee, Arch G Mainous, III, Christiaan Leeuwenburgh, Mark P Mattson	**Titre:**	Flipping the Metabolic Switch: Understanding and Applying Health Benefits of Fasting
par:	University of Florida; National Institute on Aging Intramural Research Program; Johns Hopkins University School of Medicine	**DOI:**	10.1002/oby.22065
Date:	2017 Oct 31	**Site web:**	PubMed Central (PMC)

[s18] - https://pmc.ncbi.nlm.nih.gov/articles/PMC5751801/

Titre:	Abstracts from the 9th Biennial Scientific Meeting of the Asia Pacific Paediatric Endocrine Society (APPES) and the 50th Annual Meeting of the Japanese Society for Pediatric Endocrinology (JSPE): Tokyo, Japan. 17-20 November 2016	**par:**	National Center for Biotechnology Information (NCBI)
DOI:	10.1186/s13633-017-0054-x	**Date:**	2017 Dec 28
Site web:	PMC (PubMed Central)		

[s19] - https://pmc.ncbi.nlm.nih.gov/articles/PMC7682452/

Auteur:	Ilse Reinders, Hanneke A H Wijnhoven, Satu K Jyväkorpi, Merja H Suominen, Riikka Niskanen, Judith E Bosmans, Ingeborg A Brouwer, Kristien S Fluitman, Michel C A Klein, Lothar D Kuijper, Laura M van der Lubbe, Margreet R Olthof, Kaisu H Pitkälä, Rachel Vijlbrief, Marjolein Visser	**Titre:**	Effectiveness and cost-effectiveness of personalised dietary advice aiming at increasing protein intake on physical functioning in community-dwelling older adults with lower habitual protein intake: rationale and design of the PROMISS randomised controlled trial
par:	Vrije Universiteit Amsterdam, University of Helsinki, Amsterdam UMC, Sahlgrenska Academy, University of Gothenburg, Department of Computer Science, University of Gothenburg	**DOI:**	10.1136/bmjopen-2020-040637
Date:	2020 Nov 20	**Site web:**	PubMed Central (PMC)
Éditeur:	BMJ Open		

[s20] - https://pmc.ncbi.nlm.nih.gov/articles/PMC7455583/

Auteur:	Mathilde Simonson, Yves Boirie, Christelle Guillet	**Titre:**	Protein, amino acids and obesity treatment
par:	UNH, Unité de Nutrition Humaine, CHU Clermont-Ferrand, Service de Nutrition Clinique, CRNH Auvergne, INRA, Université Clermont Auvergne, 63000 Clermont-Ferrand, France	**DOI:**	10.1007/s11154-020-09574-5
Date:	2020 Aug 21	**Site web:**	PubMed Central (PMC)
Éditeur:	Reviews in Endocrine & Metabolic Disorders		

[s21] - https://pmc.ncbi.nlm.nih.gov/articles/PMC4377487/

Auteur:	Tae Won Kim, Jong-Hyun Jeong, Seung-Chul Hong	**Titre:**	The Impact of Sleep and Circadian Disturbance on Hormones and Metabolism
par:	Department of Psychiatry, College of Medicine, The Catholic University of Korea	**DOI:**	10.1155/2015/591729
Date:	2015 Mar 11	**Site web:**	PubMed Central (PMC)
Éditeur:	International Journal of Endocrinology		

[s22] - https://pmc.ncbi.nlm.nih.gov/articles/PMC5783752/

Auteur:	Stephen D Anton, Keelin Moehl, William T Donahoo, Krisztina Marosi, Stephanie Lee, Arch G Mainous, III, Christiaan Leeuwenburgh, Mark P Mattson	**Titre:**	Flipping the Metabolic Switch: Understanding and Applying Health Benefits of Fasting
DOI:	10.1002/oby.22065	**Date:**	2017 Oct 31
Site web:	PubMed Central (PMC)	**Éditeur:**	Obesity (Silver Spring, Md.)

[s23] - https://pmc.ncbi.nlm.nih.gov/articles/PMC9182756/

Auteur:	Sofia Cienfuegos, Sarah Corapi, Kelsey Gabel, Mark Ezpeleta, Faiza Kalam, Shuhao Lin, Vasiliki Pavlou, Krista A Varady	**Titre:**	Effect of Intermittent Fasting on Reproductive Hormone Levels in Females and Males: A Review of Human Trials
par:	University of Illinois at Chicago	**DOI:**	10.3390/nu14112343
Date:	2022 Jun 3	**Site web:**	PMC
Éditeur:	Nutrients		

[s24] - https://pmc.ncbi.nlm.nih.gov/articles/PMC5783752/

Auteur:	Stephen D Anton, Keelin Moehl, William T Donahoo, Krisztina Marosi, Stephanie Lee, Arch G Mainous, III, Christiaan Leeuwenburgh, Mark P Mattson	**Titre:**	Flipping the Metabolic Switch: Understanding and Applying Health Benefits of Fasting
par:	University of Florida; National Institute on Aging Intramural Research Program; Johns Hopkins University School of Medicine	**DOI:**	10.1002/oby.22065
Date:	2017 Oct 31	**Site web:**	PubMed Central (PMC)

[s25] - https://pmc.ncbi.nlm.nih.gov/articles/PMC8128723/

Auteur:	Sandro La Vignera, Rossella Cannarella, Fabio Galvano, Agata Grillo, Antonio Aversa, Laura Cimino, Cristina M Magagnini, Laura M Mongioì, Rosita A Condorelli, Aldo E Calogero	**Titre:**	The ketogenic diet corrects metabolic hypogonadism and preserves pancreatic ß-cell function in overweight/obese men: a single-arm uncontrolled study
par:	PubMed Central (PMC)	**DOI:**	10.1007/s12020-020-02518-8
Date:	2020 Oct 15	**Site web:**	pmc.ncbi.nlm.nih.gov
Éditeur:	Endocrine		

[s26] - https://pmc.ncbi.nlm.nih.gov/articles/PMC10482777/

Auteur:	Elisabetta Camajani, Alessandra Feraco, Ludovica Verde, Eleonora Moriconi, Marco Marchetti, Annamaria Colao, Massimiliano Caprio, Giovanna Muscogiuri, Luigi Barrea	**Titre:**	Ketogenic Diet as a Possible Non-pharmacological Therapy in Main Endocrine Diseases of the Female Reproductive System: A Practical Guide for Nutritionists
par:	PubMed Central (PMC)	**DOI:**	10.1007/s13679-023-00516-1
Date:	2023 Jul 5	**Site web:**	pmc.ncbi.nlm.nih.gov
Éditeur:	Current Obesity Reports		

[s27] - https://www.ncbi.nlm.nih.gov/pmc/articles/PMC8915943/

Auteur:	Jenny A Pape, Julianne H Grose	**Titre:**	The Effects of Diet and Sex in Amyotrophic Lateral Sclerosis
DOI:	10.1016/j.neurol.2019.09.008	**Date:**	2020 Mar 5
Site web:	PubMed Central (PMC)	**Éditeur:**	Revue neurologique

[s28] - https://pmc.ncbi.nlm.nih.gov/articles/PMC5783752/

Auteur:	Stephen D Anton, Keelin Moehl, William T Donahoo, Krisztina Marosi, Stephanie Lee, Arch G Mainous, III, Christiaan Leeuwenburgh, Mark P Mattson	**Titre:**	Flipping the Metabolic Switch: Understanding and Applying Health Benefits of Fasting
DOI:	10.1002/oby.22065	**Date:**	2017 Oct 31
Site web:	PubMed Central (PMC)		

[s29] - https://pmc.ncbi.nlm.nih.gov/articles/PMC11424527/

Auteur:	Yumiko Tsushima, Noura Nachawi, Kevin M Pantalone, Marcio L Griebeler, Ula Abed Alwahab	**Titre:**	Ketogenic diet improves fertility in patients with polycystic ovary syndrome: a brief report
par:	Department of Medicine, Diabetes and Metabolic Care Center, University Hospitals Cleveland Medical Center, Case Western Reserve University School of Medicine, Cleveland, OH, United States; Department of Metabolism, Endocrinology and Diabetes, University of Michigan, Ann Arbor, MI, United States; Endocrinology and Metabolism Institute, Cleveland Clinic Foundation, Cleveland, OH, United States	**DOI:**	10.3389/fnut.2024.1395977
Date:	2024 Sep 12	**Site web:**	PubMed Central (PMC)
Éditeur:	Frontiers in Nutrition		

[s30] - https://pmc.ncbi.nlm.nih.gov/articles/PMC11424527/

Auteur:	Yumiko Tsushima, Noura Nachawi, Kevin M Pantalone, Marcio L Griebeler, Ula Abed Alwahab	**Titre:**	Ketogenic diet improves fertility in patients with polycystic ovary syndrome: a brief report
par:	University Hospitals Cleveland Medical Center, Case Western Reserve University School of Medicine; University of Michigan; Cleveland Clinic Foundation	**DOI:**	10.3389/fnut.2024.1395977
Date:	2024 Sep 12	**Site web:**	PubMed Central (PMC)
Éditeur:	Frontiers in Nutrition		

[s31] - https://pmc.ncbi.nlm.nih.gov/articles/PMC8128723/

Auteur:	Sandro La Vignera, Rossella Cannarella, Fabio Galvano, Agata Grillo, Antonio Aversa, Laura Cimino, Cristina M Magagnini, Laura M Mongioì, Rosita A Condorelli, Aldo E Calogero	**Titre:**	The ketogenic diet corrects metabolic hypogonadism and preserves pancreatic ß-cell function in overweight/obese men: a single-arm uncontrolled study
par:	University of Catania; University Magna Graecia of Catanzaro; Labogen (Specialized Human Genetics Laboratory)	**DOI:**	10.1007/s12020-020-02518-8
Date:	2020 Oct 15	**Site web:**	PubMed Central (PMC)
Éditeur:	Endocrine		

[s32] - https://pmc.ncbi.nlm.nih.gov/articles/PMC10482777/

Auteur:	Elisabetta Camajani, Alessandra Feraco, Ludovica Verde, Eleonora Moriconi, Marco Marchetti, Annamaria Colao, Massimiliano Caprio, Giovanna Muscogiuri, Luigi Barrea	**Titre:**	Ketogenic Diet as a Possible Non-pharmacological Therapy in Main Endocrine Diseases of the Female Reproductive System: A Practical Guide for Nutritionists
par:	PubMed Central (PMC)	**DOI:**	10.1007/s13679-023-00516-1
Date:	2023 Jul 5	**Site web:**	pmc.ncbi.nlm.nih.gov
Éditeur:	Current Obesity Reports		

[s33] - https://pmc.ncbi.nlm.nih.gov/articles/PMC5573908/

Auteur:	John Blundell, Graham Finlayson, Mads Axelsen, Anne Flint, Catherine Gibbons, Trine Kvist, Julie B Hjerpsted	**Titre:**	Effects of once-weekly semaglutide on appetite, energy intake, control of eating, food preference and body weight in subjects with obesity
par:	University of Leeds; Novo Nordisk	**DOI:**	10.1111/dom.12932
Date:	2017 May 5	**Site web:**	PMC (PubMed Central)
Éditeur:	Diabetes, Obesity & Metabolism		

[s34] - https://pmc.ncbi.nlm.nih.gov/articles/PMC9003261/

Auteur:	Natasha K Leeuwendaal, Catherine Stanton, Paul W O'Toole, Tom P Beresford	**Titre:**	Fermented Foods, Health and the Gut Microbiome
par:	Teagasc Food Research Centre, APC Microbiome Ireland, University College Cork, School of Microbiology, University College Cork	**DOI:**	10.3390/nu14071527
Date:	2022 Apr 6	**Site web:**	PubMed Central (PMC)

[s35] - https://pmc.ncbi.nlm.nih.gov/articles/PMC5426415/

Auteur:	Waqas Sami, Tahir Ansari, Nadeem Shafique Butt, Mohd Rashid Ab Hamid	**Titre:**	Effect of diet on type 2 diabetes mellitus: A review
par:	Faculty of Industrial Management, Universiti Malaysia Pahang; Department of Public Health & Community Medicine, College of Medicine, Majmaah University; Department of Family Medicine, College of Medicine, Majmaah University; Department of Family and Community Medicine, Faculty of Medicine in Rabigh, King Abdulaziz University	**Date:**	2017 Apr-Jun
Site web:	PubMed Central (PMC)	**Éditeur:**	International Journal of Health Sciences

[s36] - https://pmc.ncbi.nlm.nih.gov/articles/PMC6362887/
Auteur: Elias E MAZOKOPAKIS, George SAMONIS
Titre: Why is Meat Excluded from the Orthodox Christian Diet during Fasting? A Religious and Medical Approach
par: National Center for Biotechnology Information (NCBI)
DOI: 10.26574/maedica.2018.13.4.282
Date: 2018 Dec
Site web: PubMed Central (PMC)

[s37] - https://pmc.ncbi.nlm.nih.gov/articles/PMC6438434/
Auteur: Adrian L Lopresti, Peter D Drummond, Stephen J Smith
Titre: A Randomized, Double-Blind, Placebo-Controlled, Crossover Study Examining the Hormonal and Vitality Effects of Ashwagandha (Withania somnifera) in Aging, Overweight Males
par: National Library of Medicine (NLM), National Institutes of Health (NIH)
DOI: 10.1177/1557988319835985
Date: 2019 Mar 10
Site web: PubMed Central (PMC)
Éditeur: American Journal of Men's Health

[s38] - https://pmc.ncbi.nlm.nih.gov/articles/PMC7043068/
Auteur: Natalia Cano Sokoloff, Madhusmita Misra, Kathryn E Ackerman
Titre: Exercise, Training, and the Hypothalamic-Pituitary-Gonadal Axis in Men and Women
par: Neuroendocrine Unit, Massachusetts General Hospital and Harvard Medical School, Boston, Mass., USA; Pediatric Endocrine Unit, Massachusetts General Hospital for Children and Harvard Medical School, Boston, Mass., USA; Division of Sports Medicine, Boston Children's Hospital, Boston, Mass., USA
DOI: 10.1159/000445154
Date: 2016 Jun 27
Site web: PubMed Central (PMC)
Éditeur: Frontiers of hormone research

[s39] - https://pmc.ncbi.nlm.nih.gov/articles/PMC10817090/
Auteur: Wesam A Debes, Munseef Sadaqa, Zsanett Németh, Ahmad Aldardour, Viktória Prémusz, Márta Hock
Titre: Effect of Resistance Exercise on Body Composition and Functional Capacity in Older Women with Sarcopenic Obesity—A Systematic Review with Narrative Synthesis
DOI: 10.3390/jcm13020441
Date: 2024 Jan 13
Site web: PubMed Central (PMC)
Éditeur: Journal of Clinical Medicine

[s40] - https://pmc.ncbi.nlm.nih.gov/articles/PMC8304791/
Auteur: Ellen Niederberger, Michael J Parnham
Titre: The Impact of Diet and Exercise on Drug Responses
DOI: 10.3390/ijms22147692
Date: 2021 Jul 19
Site web: PubMed Central (PMC)
Éditeur: International Journal of Molecular Sciences

[s41] - https://pmc.ncbi.nlm.nih.gov/articles/PMC8882200/

Auteur:	Song Ah Chae, Jun Seok Son, Min Du	**Titre:**	Prenatal exercise in fetal development: a placental perspective
par:	Nutrigenomics and Growth Biology Laboratory, Department of Animal Sciences, Washington State University; Laboratory of Perinatal Kinesioepigenetics, Department of Obstetrics, Gynecology & Reproductive Sciences, University of Maryland School of Medicine	**DOI:**	10.1111/febs.16173
Date:	2021 Sep 12	**Site web:**	PubMed Central (PMC)
Éditeur:	The FEBS journal		

[s42] - https://pmc.ncbi.nlm.nih.gov/articles/PMC7768961/

Auteur:	Wolfgang Kemmler, Matthias Kohl, Simon von Stengel, Daniel Schoene	**Titre:**	Effect of high-intensity resistance exercise on cardiometabolic health in older men with osteosarcopenia: the randomised controlled Franconian Osteopenia and Sarcopenia Trial (FrOST)
par:	Institute of Medical Physics, Friedrich-Alexander-University Erlangen-Nürnberg, Erlangen, Germany; Faculty Medical and Life Sciences, Furtwangen University of Applied Sciences, Furtwangen, Germany	**DOI:**	10.1136/bmjsem-2020-000846
Date:	2020 Dec 24	**Site web:**	PubMed Central (PMC)
Éditeur:	BMJ Open Sport — Exercise Medicine		

[s43] - https://pmc.ncbi.nlm.nih.gov/articles/PMC8360032/

Auteur:	Jamie L Benham, Jane E Booth, Bernard Corenblum, Steve Doucette, Christine M Friedenreich, Doreen M Rabi, Ronald J Sigal	**Titre:**	Exercise training and reproductive outcomes in women with polycystic ovary syndrome: A pilot randomized controlled trial
DOI:	10.1111/cen.14452	**Date:**	2021 May 3
Site web:	PubMed Central (PMC)	**Éditeur:**	Clinical Endocrinology

[s44] - https://pmc.ncbi.nlm.nih.gov/articles/PMC7768961/

Auteur:	Wolfgang Kemmler, Matthias Kohl, Simon von Stengel, Daniel Schoene	**Titre:**	Effect of high-intensity resistance exercise on cardiometabolic health in older men with osteosarcopenia: the randomised controlled Franconian Osteopenia and Sarcopenia Trial (FrOST)
par:	Institute of Medical Physics, Friedrich-Alexander-University Erlangen-Nürnberg, Erlangen, Germany; Faculty Medical and Life Sciences, Furtwangen University of Applied Sciences, Furtwangen, Germany	**DOI:**	10.1136/bmjsem-2020-000846
Date:	2020 Dec 24	**Site web:**	PubMed Central (PMC)
Éditeur:	BMJ Open Sport — Exercise Medicine		

[s45] - https://pmc.ncbi.nlm.nih.gov/articles/PMC9932703/

Auteur:	Petra Jurić, Dean A Dudley, Peter Petocz	**Titre:**	Does incorporating high intensity interval training in physical education classes improve fitness outcomes of students? A cluster randomized controlled trial
DOI:	10.1016/j.pmedr.2023.102127	**Date:**	2023 Feb 4
Site web:	PubMed Central (PMC)	**Éditeur:**	Preventive Medicine Reports

[s46] - https://pmc.ncbi.nlm.nih.gov/articles/PMC9679409/

Auteur:	Dominik Gaser, Christiane Peters, Renate Oberhoffer-Fritz, Miriam Gö tte, Tobias Feuchtinger, Irene Schmid, Bernhard Haller, Irene von Luettichau, Sabine Kesting	**Titre:**	Effects of strength exercise interventions on activities of daily living, motor performance, and physical activity in children and adolescents with leukemia or non-Hodgkin lymphoma: Results from the randomized controlled ActiveADL Study
DOI:	10.3389/fped.2022.982996	**Date:**	2022 Nov 8
Site web:	PubMed Central (PMC)	**Éditeur:**	Frontiers in Pediatrics

[s47] - https://pmc.ncbi.nlm.nih.gov/articles/PMC8939846/

Auteur:	Rahizan Zainuldin, Martin G Mackey, Jennifer A Alison	**Titre:**	Optimal intensity and type of leg exercise training for people with chronic obstructive pulmonary disease
par:	The University of Sydney	**DOI:**	10.1002/14651858.CD008008.pub2
Date:	2011 Nov 9	**Site web:**	PubMed Central (PMC)
Éditeur:	The Cochrane Database of Systematic Reviews		

[s48] - https://pmc.ncbi.nlm.nih.gov/articles/PMC6378489/

Auteur:	Katherine R Arlinghaus, Craig A Johnston	**Titre:**	The Importance of Creating Habits and Routine
par:	University of Houston	**DOI:**	10.1177/1559827618818044
Date:	2018 Dec 29	**Site web:**	PubMed Central (PMC)
Éditeur:	American Journal of Lifestyle Medicine		

[s49] - https://www.niddk.nih.gov/health-information/diet-nutrition/changing-habits-better-health

Titre:	Changing Your Habits for Better Health - NIDDK	**par:**	National Institute of Diabetes and Digestive and Kidney Diseases (NIDDK)
Date:	2024-12-30	**Site web:**	NIDDK
Éditeur:	NIDDK - National Institute of Diabetes and Digestive and Kidney Diseases		

[s50] - https://www.nia.nih.gov/health/exercise-and-physical-activity/four-types-exercise-can-improve-your-health-and-physical

Titre:	Four Types of Exercise Can Improve Your Health and Physical Ability	**par:**	National Institute on Aging (NIA)
Site web:	National Institute on Aging		

[s51] - https://pmc.ncbi.nlm.nih.gov/articles/PMC3894304/

Auteur:	Matthew A Stults-Kolehmainen, Rajita Sinha	**Titre:**	The Effects of Stress on Physical Activity and Exercise
DOI:	10.1007/s40279-013-0090-5	**Date:**	2014 Jan
Site web:	PubMed Central (PMC)	**Éditeur:**	Sports medicine (Auckland, N.Z.)

[s52] - https://www.ncbi.nlm.nih.gov/books/NBK279393/

Titre:	In brief: How does the liver work?	**par:**	Institute for Quality and Efficiency in Health Care (IQWiG)
Date:	2023/02/28	**Site web:**	NCBI Bookshelf
Éditeur:	Institute for Quality and Efficiency in Health Care (IQWiG)		

[s53] - https://pubmed.ncbi.nlm.nih.gov/10895516/

Auteur:	MacIntosh A, Ball K	**Titre:**	The effects of a short program of detoxification in disease-free individuals
Date:	2000 Jul	**Site web:**	PubMed
Éditeur:	Altern Ther Health Med		

[s54] - https://pmc.ncbi.nlm.nih.gov/articles/PMC9830300/

Auteur:	Bilal Niazi, Kareem Ahmed, Mohamed Ahmed, Saad Ali, Kunchang Song, Sameh Elias	**Titre:**	Drug-Induced Liver Injury from Herbal Liver Detoxification Tea
par:	HMH-Palisades Medical Center; University of Washington	**DOI:**	10.1159/000526311
Date:	2022 Nov 8	**Site web:**	PubMed Central (PMC)
Éditeur:	Case Reports in Gastroenterology		

[s55] - https://pmc.ncbi.nlm.nih.gov/articles/PMC8424975/

Auteur:	Rose Anne M Abe, Anum Masroor, Arseni Khorochkov, Jose Prieto, Karan B Singh, Maduka C Nnadozie, Muhammad Abdal, Niki Shrestha, Lubna Mohammed	**Titre:**	The Role of Vitamins in Non-Alcoholic Fatty Liver Disease: A Systematic Review
par:	California Institute of Behavioral Neurosciences & Psychology; Khyber Medical College	**DOI:**	10.7759/cureus.16855
Date:	2021 Aug 3	**Site web:**	PMC (PubMed Central)
Éditeur:	Cureus		

[s56] - https://pmc.ncbi.nlm.nih.gov/articles/PMC8788984/

Auteur:	Roshanak Khazaei, Alireza Seidavi, Mehrdad Bouyeh	**Titre:**	A review on the mechanisms of the effect of silymarin in milk thistle (Silybum marianum) on some laboratory animals
DOI:	10.1002/vms3.641	**Date:**	2021 Oct 2
Site web:	PMC (PubMed Central)		

[s57] - https://pmc.ncbi.nlm.nih.gov/articles/PMC5783752/

Auteur:	Stephen D Anton, Keelin Moehl, William T Donahoo, Krisztina Marosi, Stephanie Lee, Arch G Mainous, III, Christiaan Leeuwenburgh, Mark P Mattson	**Titre:**	Flipping the Metabolic Switch: Understanding and Applying Health Benefits of Fasting
DOI:	10.1002/oby.22065	**Date:**	2017 Oct 31
Site web:	PubMed Central (PMC)		

[s58] - https://pmc.ncbi.nlm.nih.gov/articles/PMC8788984/

Auteur:	Roshanak Khazaei, Alireza Seidavi, Mehrdad Bouyeh	**Titre:**	A review on the mechanisms of the effect of silymarin in milk thistle (Silybum marianum) on some laboratory animals
par:	Islamic Azad University, Rasht, Iran	**DOI:**	10.1002/vms3.641
Date:	2021 Oct 2	**Site web:**	PubMed Central (PMC)
Éditeur:	Veterinary Medicine and Science		

[s59] - https://pmc.ncbi.nlm.nih.gov/articles/PMC4377487/

Auteur:	Tae Won Kim, Jong-Hyun Jeong, Seung-Chul Hong	**Titre:**	The Impact of Sleep and Circadian Disturbance on Hormones and Metabolism
DOI:	10.1155/2015/591729	**Date:**	2015 Mar 11
Site web:	PubMed Central (PMC)	**Éditeur:**	International Journal of Endocrinology

[s60] - https://pmc.ncbi.nlm.nih.gov/articles/PMC5998335/

Auteur:	Melanie Schorr, Karen K Miller	**Titre:**	The endocrine manifestations of anorexia nervosa: mechanisms and management
par:	PubMed Central (PMC)	**DOI:**	10.1038/nrendo.2016.175
Date:	2016 Nov 4	**Site web:**	PMC
Éditeur:	Nature reviews. Endocrinology		

[s61] - https://pmc.ncbi.nlm.nih.gov/articles/PMC8987680/

Auteur:	Young Sil Eom, Jessica R Wilson, Victor J Bernet	**Titre:**	Links between Thyroid Disorders and Glucose Homeostasis
DOI:	10.4093/dmj.2022.0013	**Date:**	2022 Mar 24
Site web:	PubMed Central (PMC)	**Éditeur:**	Diabetes & Metabolism Journal

[s62] - https://pmc.ncbi.nlm.nih.gov/articles/PMC10907906/
Auteur: Jalormy S Joshi, Amardeep Shanoo, Nainita Patel, Aishwarya Gupta
Titre: From Conception to Delivery: A Comprehensive Review of Thyroid Disorders and Their Far-Reaching Impact on Feto-Maternal Health
par: Jawaharlal Nehru Medical College, Datta Meghe Institute of Higher Education and Research, Wardha, IND
DOI: 10.7759/cureus.53362
Date: 2024 Feb 1
Site web: PubMed Central (PMC)
Éditeur: Cureus

[s63] - https://www.ncbi.nlm.nih.gov/books/NBK459248/
Auteur: Supreeya Swarup, Intisar Ahmed, Yulia Grigorova, Roman Zeltser
Titre: Metabolic Syndrome
par: StatPearls Publishing
Date: 2024/03/07
Site web: NCBI Bookshelf
Éditeur: StatPearls Publishing

[s64] - https://pmc.ncbi.nlm.nih.gov/articles/PMC10603303/
Auteur: Kexin Zhang, Yujie Ma, Youhong Luo, Yixin Song, Guoji Xiong, Yanhui Ma, Xiaodong Sun, Chengxia Kan
Titre: Metabolic diseases and healthy aging: identifying environmental and behavioral risk factors and promoting public health
par: Affiliated Hospital of Weifang Medical University; School of Clinical Medicine, Weifang Medical University; Department of Pathophysiology, School of Basic Medical Sciences, Weifang Medical University; Department of Pathology, Affiliated Hospital of Weifang Medical University
DOI: 10.3389/fpubh.2023.1253506
Date: 2023 Oct 13
Site web: PubMed Central (PMC)
Éditeur: Frontiers in Public Health

[s65] - https://www.ncbi.nlm.nih.gov/books/NBK572145/
Auteur: Aisha Farhana, Anis Rehman
Titre: Metabolic Consequences of Weight Reduction
par: StatPearls Publishing
Date: 2023/07/10
Site web: NCBI Bookshelf
Éditeur: StatPearls Publishing

[s66] - https://pmc.ncbi.nlm.nih.gov/articles/PMC9036397/
Auteur: Jasper Most, Leanne Maree Redman
Titre: Impact of calorie restriction on energy metabolism in humans
par: PubMed Central (PMC)
DOI: 10.1016/j.exger.2020.110875
Date: 2020 Feb 11
Site web: pmc.ncbi.nlm.nih.gov
Éditeur: Experimental gerontology

[s67] - https://pmc.ncbi.nlm.nih.gov/articles/PMC8839325/
Auteur: Izzah Vasim, Chaudry N Majeed, Mark D DeBoer
Titre: Intermittent Fasting and Metabolic Health
par: Wake Forest University School of Medicine; University of Virginia School of Medicine
DOI: 10.3390/nu14030631
Date: 2022 Jan 31
Site web: PubMed Central (PMC)
Éditeur: Nutrients

[s68] - https://pmc.ncbi.nlm.nih.gov/articles/PMC11519798/

Auteur:	Xudong Wang, Liping Wang, Qingyi Hao, Meng Cai, Xueting Wang, Wenlin An	**Titre:**	Harnessing glucose metabolism with nanomedicine for cancer treatment
par:	National Center for Biotechnology Information (NCBI)	**DOI:**	10.7150/thno.100036
Date:	2024 Oct 17	**Site web:**	PubMed Central (PMC)
Éditeur:	Theranostics		

[s69] - https://pubmed.ncbi.nlm.nih.gov/15331386/

Auteur:	MacLean PS, Higgins JA, Johnson GC, Fleming-Elder BK, Donahoo WT, Melanson EL, Hill JO	**Titre:**	Enhanced metabolic efficiency contributes to weight regain after weight loss in obesity-prone rats
DOI:	10.1152/ajpregu.00463.2004	**Date:**	2004 Dec
Site web:	PubMed	**Éditeur:**	Am J Physiol Regul Integr Comp Physiol

[s70] - https://pubmed.ncbi.nlm.nih.gov/29870678/

Auteur:	Fernández-Verdejo R, Bajpeyi S, Ravussin E, Galgani JE.	**Titre:**	Metabolic flexibility to lipid availability during exercise is enhanced in individuals with high insulin sensitivity
par:	PubMed	**DOI:**	10.1152/ajpendo.00126.2018
Date:	10/01/2018	**Site web:**	PubMed
Éditeur:	Am J Physiol Endocrinol Metab		

[s71] - https://pubmed.ncbi.nlm.nih.gov/3902769/

Auteur:	LeBlanc J;Jobin M;Côté J;Samson P; Labrie A	**Titre:**	Enhanced metabolic response to caffeine in exercise-trained human subjects
par:	National Center for Biotechnology Information (NCBI)	**DOI:**	10.1152/jappl.1985.59.3.832
Date:	1985 Sep	**Site web:**	PubMed
Éditeur:	J Appl Physiol (1985)		

[s72] - https://pubmed.ncbi.nlm.nih.gov/34911556/

Auteur:	O'Brien KA;McNally BD;Sowton AP;Murgia A;Armitage J;Thomas LW;Krause FN;Maddalena LA;Francis I;Kavanagh S;Williams DP;Ashcroft M;Griffin JL;Lyon JJ;Murray AJ	**Titre:**	Enhanced hepatic respiratory capacity and altered lipid metabolism support metabolic homeostasis during short-term hypoxic stress
DOI:	10.1186/s12915-021-01192-0	**Date:**	12/15/2021
Site web:	PubMed	**Éditeur:**	BMC Biol

[s73] - https://pmc.ncbi.nlm.nih.gov/articles/PMC5783752/

Auteur:	Stephen D Anton, Keelin Moehl, William T Donahoo, Krisztina Marosi, Stephanie Lee, Arch G Mainous, III, Christiaan Leeuwenburgh, Mark P Mattson	**Titre:**	Flipping the Metabolic Switch: Understanding and Applying Health Benefits of Fasting
DOI:	10.1002/oby.22065	**Date:**	2017 Oct 31
Site web:	PubMed Central (PMC)	**Éditeur:**	Obesity (Silver Spring, Md.)

[s74] - https://pmc.ncbi.nlm.nih.gov/articles/PMC5399492/

Auteur:	Richard S Legro, Silva A Arslanian, David A Ehrmann, Kathleen M Hoeger, M Hassan Murad, Renato Pasquali, Corrine K Welt	**Titre:**	Diagnosis and Treatment of Polycystic Ovary Syndrome: An Endocrine Society Clinical Practice Guideline
DOI:	10.1210/jc.2013-2350	**Date:**	2013 Nov 20
Site web:	PubMed Central (PMC)	**Éditeur:**	The Journal of Clinical Endocrinology and Metabolism

[s75] - https://pmc.ncbi.nlm.nih.gov/articles/PMC6438659/

Auteur:	Siew S Lim, Samantha K Hutchison, Emer Van Ryswyk, Robert J Norman, Helena J Teede, Lisa J Moran	**Titre:**	Lifestyle changes in women with polycystic ovary syndrome
par:	National Center for Biotechnology Information (NCBI)	**DOI:**	10.1002/14651858.CD007506.pub4
Date:	2019 Mar 28	**Site web:**	PubMed Central (PMC)
Éditeur:	The Cochrane Database of Systematic Reviews		

[s76] - https://www.niddk.nih.gov/health-information/digestive-diseases/gallstones/dieting

Titre:	Dieting & Gallstones - NIDDK	**par:**	NIDDK - National Institute of Diabetes and Digestive and Kidney Diseases
Date:	2024-12-13 16:11:32 -05:00	**Site web:**	National Institute of Diabetes and Digestive and Kidney Diseases
Éditeur:	NIDDK		

[s77] - https://pmc.ncbi.nlm.nih.gov/articles/PMC9805983/

Auteur:	Shinjini Bhattacharya, Rohini Bhadra, Annemie MWJ Schols, Ardy van Helvoort, Sucharita Sambashivaiah	**Titre:**	Nutrition in the prevention and management of sarcopenia - A special focus on Asian Indians
par:	PubMed Central (PMC)	**DOI:**	10.1016/j.afos.2022.12.002
Date:	2022 Dec 13	**Site web:**	PubMed Central (PMC)
Éditeur:	Osteoporosis and Sarcopenia		

[s78] - https://pmc.ncbi.nlm.nih.gov/articles/PMC5783752/

Auteur:	Stephen D Anton, Keelin Moehl, William T Donahoo, Krisztina Marosi, Stephanie Lee, Arch G Mainous, III, Christiaan Leeuwenburgh, Mark P Mattson	**Titre:**	Flipping the Metabolic Switch: Understanding and Applying Health Benefits of Fasting
par:	University of Florida; National Institute on Aging Intramural Research Program; Johns Hopkins University School of Medicine	**DOI:**	10.1002/oby.22065
Date:	2017 Oct 31	**Site web:**	PubMed Central (PMC)

[s79] - https://pmc.ncbi.nlm.nih.gov/articles/PMC4377487/

Auteur:	Tae Won Kim, Jong-Hyun Jeong, Seung-Chul Hong	**Titre:**	The Impact of Sleep and Circadian Disturbance on Hormones and Metabolism
par:	The Catholic University of Korea	**DOI:**	10.1155/2015/591729
Date:	2015 Mar 11	**Site web:**	PubMed Central (PMC)
Éditeur:	International Journal of Endocrinology		

[s80] - https://pmc.ncbi.nlm.nih.gov/articles/PMC8408071/

Auteur:	Marianna Pellegrini, Sara Carletto, Elena Scumaci, Valentina Ponzo, Luca Ostacoli, Simona Bo	**Titre:**	The Use of Self-Help Strategies in Obesity Treatment. A Narrative Review Focused on Hypnosis and Mindfulness
par:	University of Torino	**DOI:**	10.1007/s13679-021-00443-z
Date:	2021 May 29	**Site web:**	PubMed Central (PMC)
Éditeur:	Current Obesity Reports		

[s81] - https://dx.doi.org/10.1186/s13048-022-01091-0

Auteur:	Zhao, Han, Zhang, Jiaqi, Cheng, Xiangyi, Nie, Xiaozhao, He, Bing	**Titre:**	Insulin resistance in polycystic ovary syndrome across various tissues: an updated review of pathogenesis, evaluation, and treatment
par:	BioMed Central	**DOI:**	10.1186/s13048-022-01091-0
Date:	2023-01-11	**Site web:**	Journal of Ovarian Research
Éditeur:	BioMed Central		

[s82] - https://pmc.ncbi.nlm.nih.gov/articles/PMC3894304/

Auteur:	Matthew A Stults-Kolehmainen, Rajita Sinha	**Titre:**	The Effects of Stress on Physical Activity and Exercise
par:	Yale University School of Medicine	**DOI:**	10.1007/s40279-013-0090-5
Date:	2014 Jan	**Site web:**	PubMed Central (PMC)

Sources des images

Les images non répertoriées sont soit créées par nous-mêmes, soit acquises avec une licence appropriée. Tous les droits sont réservés pour ces images.

Pour toutes les autres images répertoriées ici :
Aucune des images n'a été modifiée, seule la résolution a été ajustée. Dans la version eBook, les images ont été compilées en collages numérotés. Toutes les images restent soumises à leur licence d'origine et sont utilisées conformément à leurs conditions de licence respectives. Si vous découvrez des erreurs d'attribution ou d'autres anomalies, veuillez nous contacter.

Date de la révision finale des images : 2025-02-11.

Licence utilisée

CC0 http://creativecommons.org/publicdomain/zero/1.0/deed.en

Crédits images

[i1] - 001_001_001_image_keton.jpeg
https://upload.wikimedia.org/wikipedia/commons/c/cb/Ketone_bodies.png
Date: 2007-10-02 **par:** Edgar181
License: Public domain

[i2] - 001_001_001_image_viszerales_fett.jpeg
https://upload.wikimedia.org/wikipedia/commons/8/82/Connective_Tissue_Adipose_%2841066513194%29_%28cropped%29.jpg
Date: 2018-03-26 **par:** Jmarchn
Artiste: Berkshire Community College Bioscience Image Library **License:** CC0

[i3] - 001_001_002_image_kurzkettige_fettsaeuren.jpeg
https://upload.wikimedia.org/wikipedia/commons/3/32/Valeric-acid-3D-balls-B.png
Date: 2010-08-01 **par:** Jynto
License: Public domain

[i4] - 001_001_002_image_ballaststoffe.jpeg
https://upload.wikimedia.org/wikipedia/commons/3/3d/Fruit%2C_Vegetables_and_Grain_NCI_Visuals_Online.jpg
Date: 1989 **par:** Lobo
Artiste: Unknown authorUnknown author **License:** Public domain

[i5] - 001_001_003_image_insulin.jpeg
https://upload.wikimedia.org/wikipedia/commons/5/57/Human-insulin-hexamer-3D-ribbons.png

Date:	2007-04-22	**par:**	Benjah-bmm27
License:	Public domain		

[i6] - 001_002_001_image_entzuendung.jpeg
https://upload.wikimedia.org/wikipedia/commons/1/1d/Wintertenen.jpg

Date:	2019-08-11	**par:**	Jmarchn
Artiste:	Sapp	**License:**	Public domain

[i7] - 001_002_001_image_makrophage.jpeg
https://upload.wikimedia.org/wikipedia/commons/7/74/Hemophagocytosis_1.jpg

Date:	2009-06-06	**par:**	Koenjo~commonswiki
Artiste:	Koenjo	**License:**	Public domain

[i8] - 001_002_002_image_schilddruese.jpeg
https://upload.wikimedia.org/wikipedia/commons/e/e1/Capsule_of_the_Human_Thyroid_Gland_%283253405
6467%29.jpg

Date:	2019-03-26	**par:**	Meisam
Artiste:	Berkshire Community College Bioscience Image Library	**License:**	CC0

[i9] - 001_003_001_image_entspannungstechniken.jpeg
https://upload.wikimedia.org/wikipedia/commons/8/86/750x500px_photo_10.jpg

Date:	2022-09-23	**par:**	Resimi
Artiste:	Unknown authorUnknown author	**License:**	CC0

[i10] - 001_003_002_image_brokkoli.jpeg
https://upload.wikimedia.org/wikipedia/commons/4/4f/Broccoli_Black_rot_%2816096923517%29.jpg

Date:	2015-01-14	**par:**	Awkwafaba
Artiste:	Scot Nelson	**License:**	CC0

[i11] - 001_003_002_image_olivenoel.jpeg
https://upload.wikimedia.org/wikipedia/commons/9/9e/Olive_Oil_%28Unsplash%29.jpg

Date:	2016-09-27	**par:**	Fæ
Artiste:	robertina	**License:**	CC0

[i12] - 001_003_002_image_fahrrad.jpeg
https://upload.wikimedia.org/wikipedia/commons/f/f8/Voies_cyclables_sur_la_rue.jpg

Date:	2019	**par:**	Miguel Angel Omaña Rojas
License:	CC0		

[i13] - 001_003_002_image_schwimmen.jpeg
https://upload.wikimedia.org/wikipedia/commons/e/e3/Father_with_Babygirl_in_a_swimming_pool_-_croppe
d.jpg

Date:	2007-11-19	**par:**	Sciencia58
Artiste:	U.S. Navy photo by Mass Communication Specialist 3rd Class Angela Grube	**License:**	Public domain

[i14] - 001_003_002_image_haehnchenbrustfilet.jpeg
https://upload.wikimedia.org/wikipedia/commons/e/ea/Cafe_Caramel_Chicken_breast_and_French_Fries.jpg

Date:	2019-08-26	**par:**	Theipu
Artiste:	Yotam Nachum	**License:**	CC0

[i15] - 001_003_003_image_krafttraining.jpeg
https://upload.wikimedia.org/wikipedia/commons/5/5f/Football_strength_image.jpg

Date:	2012-01-02	**par:**	Kam012069
License:	CC0		

[i16] - 002_001_001_image_protein.jpeg
https://upload.wikimedia.org/wikipedia/commons/1/10/PBB_Protein_SEMA3A_image.jpg

Date:	2007-12-18	**par:**	ProteinBoxBot
License:	Public domain		

[i17] - 002_002_002_image_glycerin.jpeg
https://upload.wikimedia.org/wikipedia/commons/c/c7/Glycerol-3D-balls.png

Date:	2007-05-05	**par:**	Benjah-bmm27
License:	Public domain		

[i18] - 002_002_003_image_muskelmasse.jpeg
https://upload.wikimedia.org/wikipedia/commons/f/f6/Muscle_Tissue_Capilary_in_Skeletal_Muscle_%28280 89112678%29.jpg

Date:	2018-04-05	**par:**	Meisam
Artiste:	Berkshire Community College Bioscience Image Library	**License:**	CC0

[i19] - 002_002_003_image_tofu.jpeg
https://upload.wikimedia.org/wikipedia/commons/0/0d/Udon_Tofu.jpg

Date:	2024-03-02	**par:**	Mantelmoewe
License:	CC0		

[i20] - 002_003_001_image_beeren.jpeg
https://upload.wikimedia.org/wikipedia/commons/4/45/Alaska_wild_berries.jpg

Date:	2005-12-11	**par:**	Neutrality
Artiste:	U.S. Fish and Wildlife Service	**License:**	Public domain

[i21] - 002_003_001_image_darmbakterien.jpeg
https://upload.wikimedia.org/wikipedia/commons/6/6c/Bacteroides_biacutis_01.jpg

Date:	2007-03-29	**par:**	Angusmclellan
Artiste:	US gov	**License:**	Public domain

[i22] - 002_003_001_image_haferflocken.jpeg
https://upload.wikimedia.org/wikipedia/commons/b/b6/Fruit_and_Honey_French_Oatmeal_2.jpg

Date:	2023-11-28	**par:**	SteinsplitterBot
Artiste:	Bajinra	**License:**	CC0

[i23] - 002_003_001_image_nuesse.jpeg
https://upload.wikimedia.org/wikipedia/commons/a/ae/Pecans%2C_hazelnuts%2C_walnuts%2C_almonds%2 C_Brazil_nuts_on_a_table_with_logs_2.jpg

Date:	2016-12-22	**par:**	Baileynorwood
License:	CC0		

[i24] - 002_003_002_image_frittierte_speisen.jpeg
https://upload.wikimedia.org/wikipedia/commons/2/2c/Fried-Chicken-Set.jpg

Date:	2011-10-17	**par:**	Evan-Amos
License:	CC0		

[i25] - 002_003_002_image_meeresfruechte.jpeg
https://upload.wikimedia.org/wikipedia/commons/4/45/Seafood_Linguine_%40_the_Caledonian_Hotel%2C_ North_Adelaide_20240903-130351.jpg

Date:	2024-09-03	**par:**	RegionVisitor90
License:	CC0		

[i26] - 002_003_002_image_vollkornprodukte.jpeg
https://upload.wikimedia.org/wikipedia/commons/f/f5/QuinoaGrains.jpg

Date:	2008-04-09	**par:**	Ben pcc
Artiste:	User:Ben_pcc	**License:**	Public domain

[i27] - 002_003_003_image_curcumin.jpeg
https://upload.wikimedia.org/wikipedia/commons/8/89/Curcumin-enol-3D-balls.png

Date:	2011-01-27	**par:**	Jynto
License:	CC0		

[i28] - 003_001_001_image_flexibilitaet.jpeg
https://upload.wikimedia.org/wikipedia/commons/1/1c/Soldier_running_in_water.jpg

Date:	Taken	**par:**	Giggy
Artiste:	Cpl. Earnest J. Barnes	**License:**	Public domain

[i29] - 003_001_001_image_cooldown.jpeg
https://upload.wikimedia.org/wikipedia/commons/0/02/Sweating_for_stunning_scenery_130719-Z-NO327-190.jpg

Date:	2013-07-18	**par:**	Fæ
Artiste:	Spc. Tyler Meister	**License:**	Public domain

[i30] - 003_001_002_image_kniebeuge.jpeg
https://upload.wikimedia.org/wikipedia/commons/6/6e/Marine_Corps_officer_candidate_participate_in_physical_training.jpg

Date:	2019-07-29	**par:**	GreenMeansGo
Artiste:	U.S. Marine Corps photo by Lance Cpl. Phuchung Nguyen	**License:**	Public domain

[i31] - 003_001_002_image_osteoporose.jpeg
https://upload.wikimedia.org/wikipedia/commons/c/c3/L1_2_vertebral_fracture.jpg

Date:	20 March 2008	**par:**	Rosarinagazo
Artiste:	talk	**License:**	Public domain

[i32] - 003_001_003_image_plazenta.jpeg
https://upload.wikimedia.org/wikipedia/commons/3/30/Healthy_Placenta.jpg

Date:	2023-07-09	**par:**	Drscholarnick
License:	CC0		

[i33] - 003_002_001_image_hochintensives_intervalltraining.jpeg
https://upload.wikimedia.org/wikipedia/commons/e/e1/Oscar_Company_%E2%80%93_Incentive_Training_%E2%80%93_Jan._26%2C_2016_160126-M-RK242-119.jpg

Date:	Taken	**par:**	Fæ
Artiste:	Lance Cpl. Aaron Bolser	**License:**	Public domain

[i34] - 003_003_002_image_hoehenverstellbarer_schreibtisch.jpeg
https://upload.wikimedia.org/wikipedia/commons/1/1c/Standing_desk_with_stool.jpeg

Date:	30 November 2015	**par:**	FastilyClone
Artiste:	Kcida10	**License:**	CC0

[i35] - 004_001_001_image_leber.jpeg
https://upload.wikimedia.org/wikipedia/commons/6/6f/Human_Hepar.jpg

Date:	2007-05-22	**par:**	Konto na chwilę
Artiste:	Suseno	**License:**	Public domain

[i36] - 004_001_002_image_mariendistel.jpeg
https://upload.wikimedia.org/wikipedia/commons/3/39/Silybum_marianum_Gaertn._JdP.jpg

Date:	2010-10-17	**par:**	Jebulon
License:	Public domain		

[i37] - 004_001_002_image_pathogener_keim.jpeg
https://upload.wikimedia.org/wikipedia/commons/2/29/Shigella_stool.jpg

Date:	2006-03-04	**par:**	Dwaipayanc
Artiste:	Centers for Disease Control and Prevention Publich Health Image Library	**License:**	Public domain

[i38] - 004_002_001_image_cortisol.jpeg
https://upload.wikimedia.org/wikipedia/commons/c/c0/Cortisol-3D-balls.png

Date:	2008-05-26	**par:**	Benjah-bmm27
Artiste:	Ben Mills	**License:**	Public domain

[i39] - 004_002_003_image_bauchspeicheldruese.jpeg
https://upload.wikimedia.org/wikipedia/commons/1/12/Pancreas_2.png

Date:	2010-10-02	**par:**	Mikael Häggström
License:	Public domain		

[i40] - 004_003_001_image_zytokin.jpeg
https://upload.wikimedia.org/wikipedia/commons/c/c0/BDNF_1BND.jpg

Date:	2010-11-04	**par:**	Ayacop
License:	Public domain		

[i41] - 004_003_003_image_meditation.jpeg
https://upload.wikimedia.org/wikipedia/commons/0/00/Meditation_Focus_Point.jpg

Date:	2024-12-12	**par:**	Bondigoldwiki
License:	CC0		

[i42] - 005_002_002_image_muskelgewebe.jpeg
https://upload.wikimedia.org/wikipedia/commons/e/ed/Muscle_Tissue_Cardiac_Muscle_%2828184529378%29.jpg

Date:	2018-04-05	**par:**	Meisam
Artiste:	Berkshire Community College Bioscience Image Library	**License:**	CC0

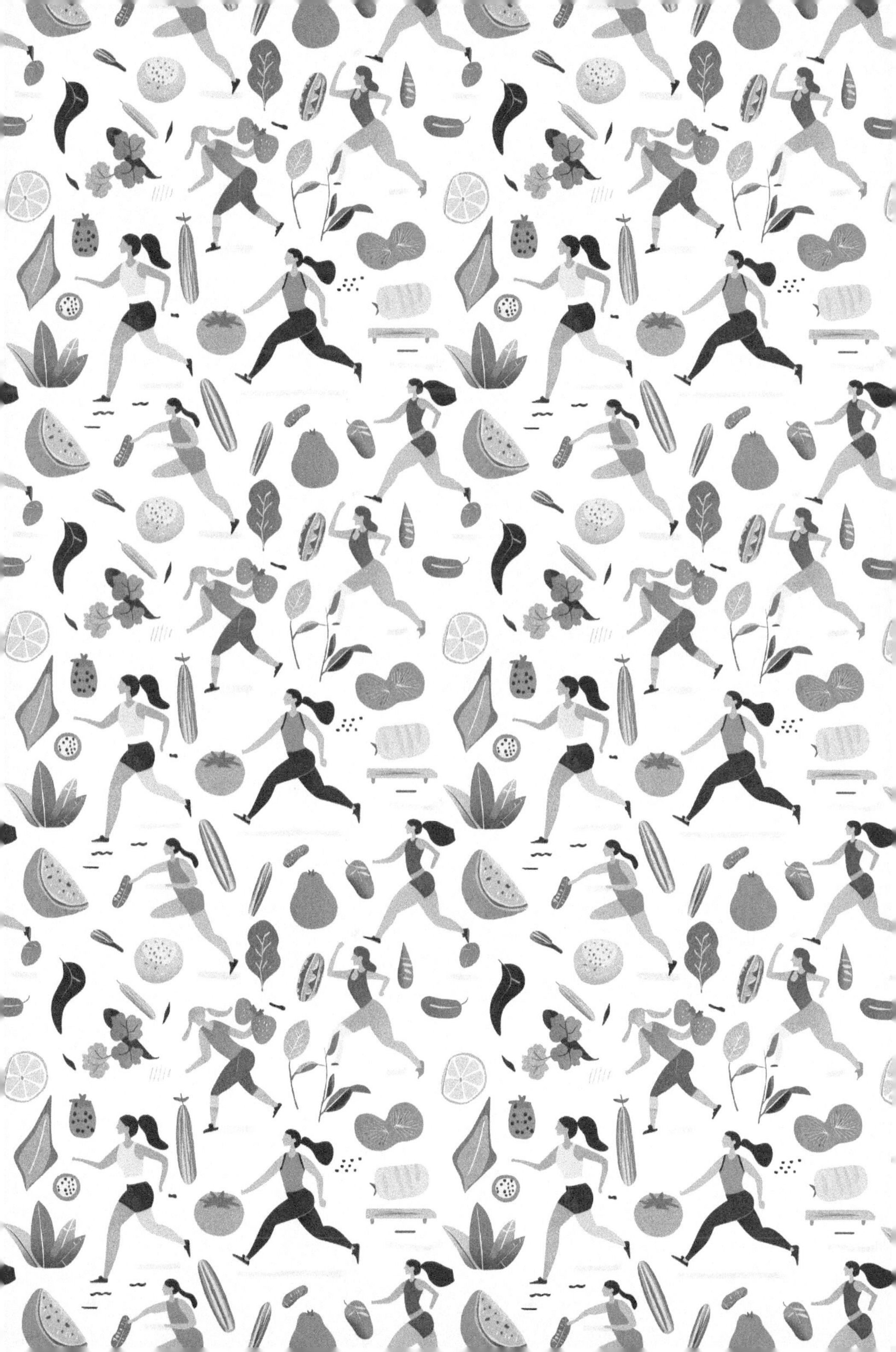

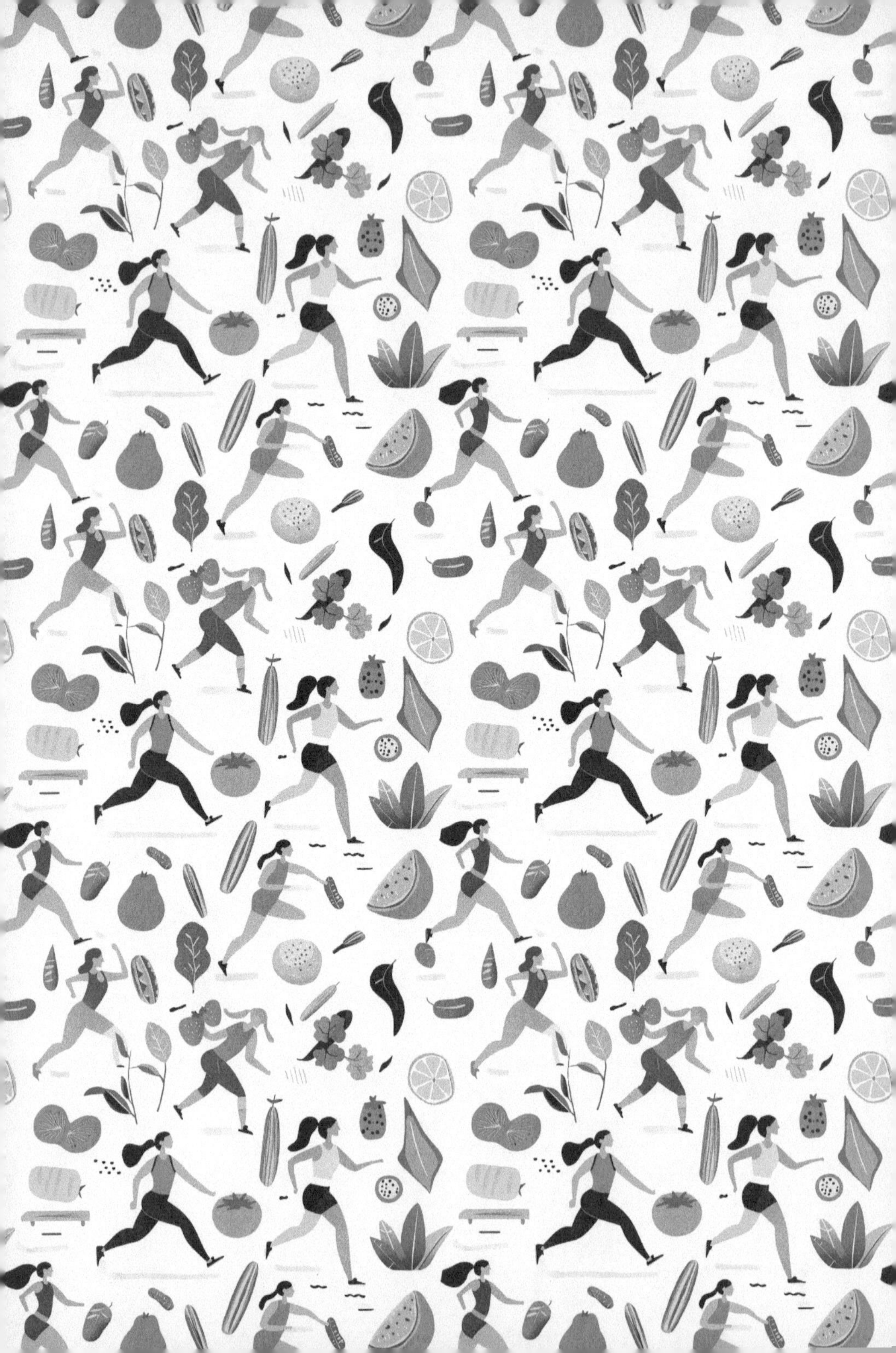

FSC
www.fsc.org
MIX
Papier | Fördert gute Waldnutzung
FSC® C083411

Kolibri 360 GmbH
Ferdinand-Jühlke-Straße 7
99095 Erfurt, Deutschland
produktsicherheit@kolibri360.de